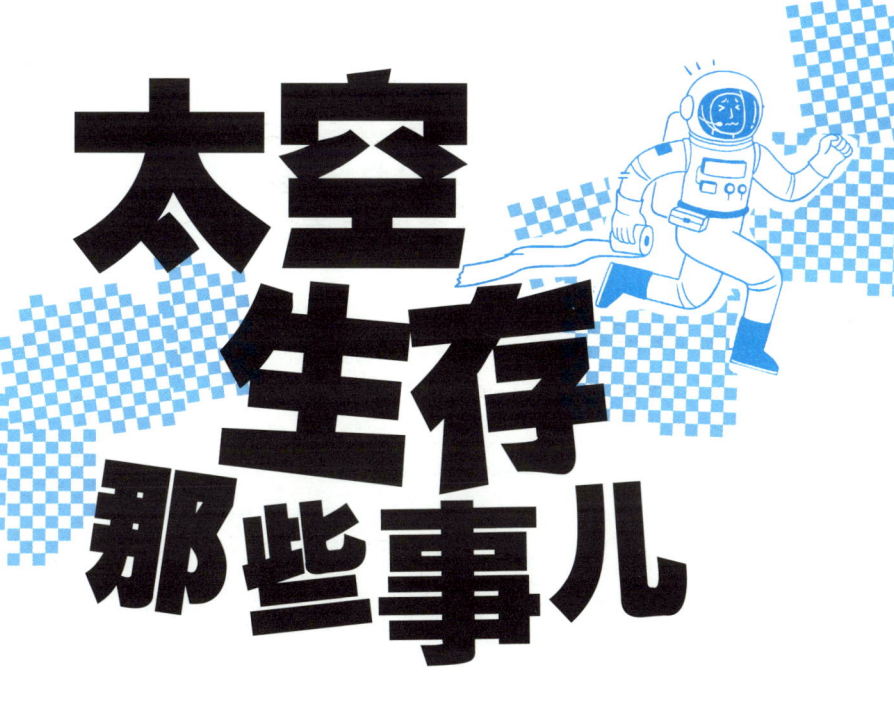

太空生存那些事儿

张周项——著

梁 晨——绘

湖南科学技术出版社·长沙

航天中心医院
专家委员会

目录

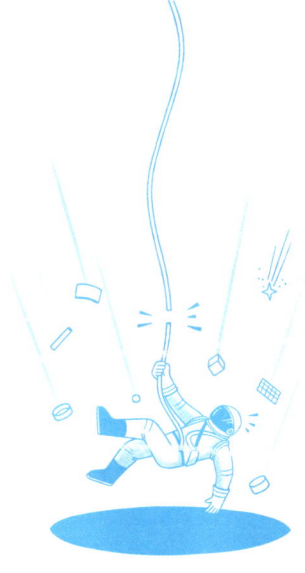

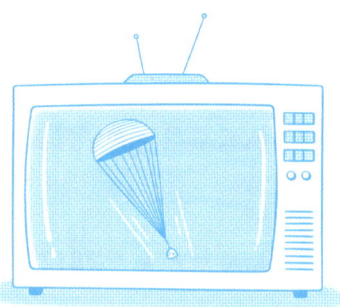

序

当人类迈向无垠宇宙，就肩负起探索苍茫太空的使命，我们对生命的敬畏也愈发深厚。

离开地球这个生命的"摇篮"，人类便置身于极端且复杂的太空环境中。

航天器在地球轨道上高速运行，所处的微重力环境会导致人体骨钙逐渐流失，肌肉也面临萎缩的风险。

在失去大气层和磁场屏蔽的太空环境中，即使航天器舱壁具备一定防护能力，仍有部分高能粒子能穿透屏障，对人类健康构成潜在威胁。

空间站绕地球高速运行，带来频繁的昼夜交替，严重干扰太空中人类的正常作息，影响他们的睡眠质量。

更为关键的是，太空环境的孤独感令人难以承受，身处浩瀚无垠的宇宙，家园显得遥不可及，而同行伙伴极少，长期的与世隔绝和狭小的密闭空间，让人更加深切地感受到自身的渺小与孤独。

这些太空极端环境不仅对航天器的耐久性和可靠性构成严峻考验，也极大地挑战了人类的生理和心理极限。那些勇敢踏上太空征途的人，为人类探索太空付出了巨大努力，理应赢得全人类的尊敬与赞誉。然而，从另一个角度来看，正是这些看似不可逾越的障碍，推动了医学技术的进步，驱动着人类对生命科学的深入研究。航天医学正是在这一背景下应运而生，不断探索与解决太空环境对人体的种种影响，从而为未来的深空探索奠定科学基础。

航天中心医院作为集医疗、教学、科研于一体的大型三级综合医院，形成了航天医学、医工结合的科技创新特色，肩负着为国家部委、航天系统、重点中央企业提供医疗保障的重任。发展航天特色医学，不仅是航天中心医院的使命所在，更是对人类健康的深切关怀和对航天医学事业的坚定信念。基于此，医院联合资深记者张周项和专业设计师梁晨，共同推出了这本科普著作《太空生存那些事儿》。

在这本图文并茂的书中，读者将深入了解航天工作者在太空面临的多重健康挑战，以及他们如何运用科学方法应对这些挑战。本书不仅从细胞层面到整体生理变化详细解析了太空环境对人体的影响，还探讨了长期在太空居住可能带来的生理和心理健康问题及其应对策略。同时，我们也分享了航天工作者在太空中如何通过科学的饮食、锻炼和医疗保障措施，维持身体健康和心理平衡的真实经历。

事实上，《太空生存那些事儿》所探讨的远不止于如何在太空中生存，更着眼于如何在太空中更好地生活。随着航天技术的进步，未来可能会有更广泛的人群到太空长期居住，而太空生存的复杂性也对航天医学提出了更高的要求。每一次航天医学的科研突破，不仅能为太空长期居住提供科学保障，还可能转化为地球上的重大技术进步，进而造福全人类。

作为航天中心医院的一员，我深感荣幸，能与众多航天医学领域优秀的医生、护士、医学研究人员、技术专家等携手共进，为太空探索提供可靠的医疗保障和强有力的技术支持及智力支撑。这本书凝聚了前期航天医学领域研究的经验与成果，旨在让更多人了解太空探索背后的医疗保障工作，并激发社会各界对航天医学的兴趣，鼓励更多人参与到这一激动人心的事业中来。

太空探索是人类共同的梦想，探索浩瀚宇宙、和平利用太空是全人类的共同追求。我们希望《太空生存那些事儿》能够激发读者对太空探索的兴趣，让更多人与我们一同展望人类在未来宇宙旅行中的崭新篇章。

李继来

航天中心医院党委书记

1 航天员**上天**时，有多惊险？

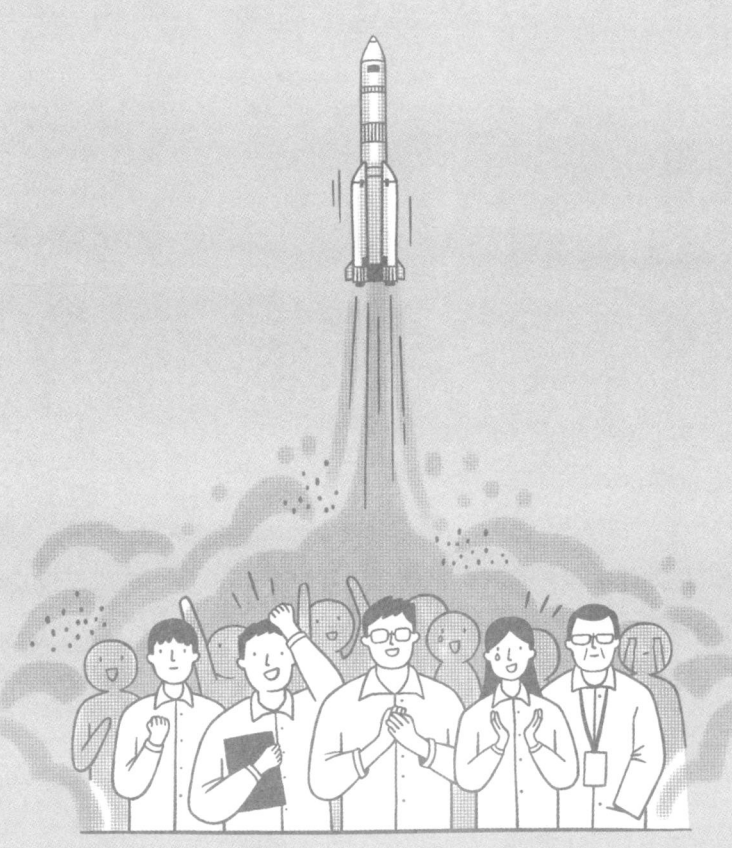

坐过飞机的人应当都有过这种体验：当飞机离地而起、机头斜向上爬升时，人会感觉自己重了许多，仿佛被一双无形的大手压在座椅上动弹不得。这种状况直到飞机完成爬升，机头水平朝前飞行时才会结束。

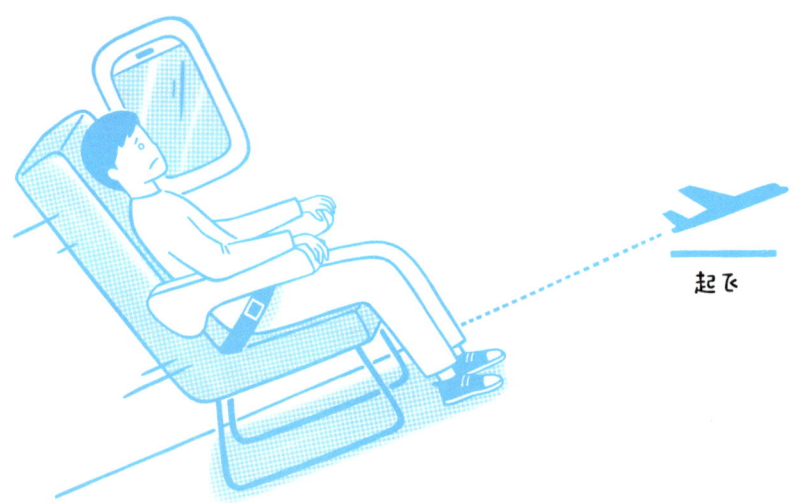

起飞

这是为什么呢？有人说是飞机飞得快呀！这可不科学，飞机爬升阶段是飞得快，但爬升结束，平稳巡航时飞得更快。飞机爬升时，时速仅 400 千米左右；在天上平稳飞行时，时速能达到 800 千米，比爬升阶段快一倍多，那股被压迫的感觉反而消失了。

过载：超出体重多倍的力量压迫

其实我们在坐汽车时也会有类似的感觉，司机一脚油门下去，我们会觉得椅背有一股力，蹭蹭地推着我们往前走，等到了高速上以相对固定的速度行驶时，反而没有这股推背感了。

所以说，无论是压迫感，还是推背感，跟速度本身没有太多关系。物理学对此有解释，真正带来推背感的是加速度，也就是单位时间内速度的变化量。飞机起飞时，速度在几分钟内从 0 提高到 800 千米 / 时，速度提高得越快，加速度就越大；等到了万米高空巡航时，时速几乎保持 800 千米不变，加速度基本上是零。

而万物又都有惯性（你可以理解为是一种"懒惰"的本能），总倾向于保持现有状态不变。为了让我们和飞机都动起来，就需要发动机施加强大的外力，推着我们一路向前。在车上这股力向前，我们就有推背感；在爬升的飞机上这股力斜向前上方，跟座椅平时支撑我们体重的方向有重叠，我们就会感觉到座椅对自己的支撑增加了，进而产生被按在座椅上的错觉。

这在物理学上有个科学表述，叫作"超重"。在火箭爬升的方向上，加速度更高，所以航天员感受到的超重就更强烈。在日常训练中，航天员需要适应 8 倍重力加速度的稳定过载，相当于自己体重的 8 倍作用力。

在如此高的超重下，航天员的肌肉会被往下拽，全身多个器官会被拉变形，体液也会下坠得很厉害。如果过载方向让血液涌向下肢，人就会出现脑部缺血，甚至眼前一黑的情况，再严重就会失去

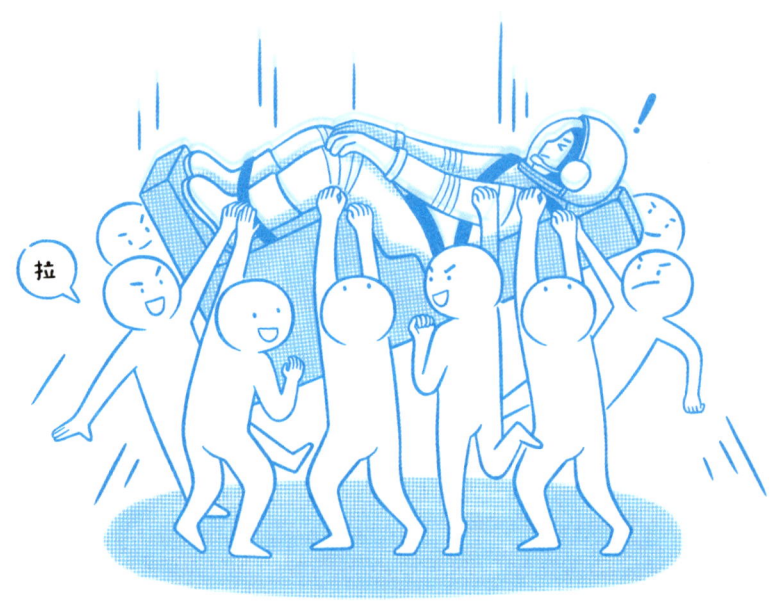

意识而昏厥。

在航天业界，过载一直是起飞阶段对航天员的主要威胁。1975 年 4 月 5 日，两名苏联航天员在发射事故的紧急逃逸中承受了瞬时超重状态下的高重力加速度，但他们都幸存了下来，回来后还和以为他们牺牲了的美国同行踢了一场球赛。

中国第一位登上太空的航天员杨利伟曾经提到过，承受 8 倍于自身体重的巨大过载压力时，人的脸会被拉变形，眼泪不由自主地往外流，眼前发黑，甚至丧失意识，危及生命。2016 年飞赴太空的陈冬也提到过，超重时航天员的肚子会被完全压扁，甚至感觉肋骨都被往下压了一部分，脸也被往下压。

在巨大的过载压力下，航天员不仅要活下来，坚持住，还要时刻保持清醒，保证在突发状况时能正确应对，那份艰辛绝非常人所能想象的。

抗过载训练：时速 100 千米的过山车

要应对过载压力不能只靠航天员硬扛，而是有一套科学的训练方法。在各国的航天员训练基地里，有一个必备的设备叫载人离心机。载人离心机像个大勺子，航天员训练时钻进勺子里，盖上盖，然后开始旋转勺子。可经过计算，当航天员模拟出 8 倍重力加速度的超重时，勺子的速度可达每小时 100 千米。

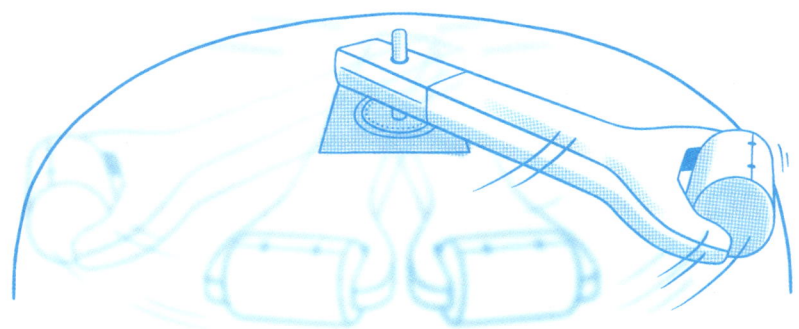

这种离心机的原理有点像滚筒洗衣机，滚筒就是靠高速旋转产生的离心力把衣服里的水甩出去。只是这个机器里甩的不是衣服，而是航天员，通过往外甩人模拟出过载的感觉。

我国绝大多数航天员都是从歼击机和强击机飞行员中选拔的，他们在飞行训练中已经经历过这些过载训练，适应能力相对强一些，但如此高强度的过载依然难以想象。训练基地人员给平常状态下的陈冬和 8 倍重力加速度过载下脸被拉变形时的陈冬分别拍了照片，几乎没有人能认出来这是同一个人。

为避免发生生命危险，在离心机训练中都给航天员配备报警器，航天员用手握着。如果感到不能坚持了，可以随时按下按钮，警铃会响起，训练也会中止。但多年来，没有一位航天员按过那个按钮。

离心机只能让航天员适应过载，要对抗过载还需要强大的身体素质。对抗过载最重要的是加强背肌和腹肌的力量，所以航天员在训练基地要做以力量训练为主的负重、仰卧起坐。此外还要练习长跑和游泳以增强耐力，进行体操训练以锻炼灵活性，做瑜伽、打太极以增加柔韧性，参加田径项目以锻炼心肺功能，等等。

等到了太空之后，航天员就会进入失重状态，为适应失重，航天员需要在脚高头低的床上卧床 20 多天，吃喝拉撒都在上边。所以有航天员开玩笑说，训练是最好的减肥方式，每天掉 1.5 千克肉是常事。

共振：五脏六腑一起跳舞

2003 年，杨利伟第一次执行飞天任务时，就在飞船快要飞出大气层前的半分钟，他忽然感觉到自己的五脏六腑都在振动，越振越强，他感觉自己的内脏都要碎了，恐怕要牺牲了。

危急关头，杨利伟保持镇定，盯着计时器算时间。他说自己当时想的是，哪怕牺牲了也要记录下这个过程，这样科研人员以后才能进行改进。

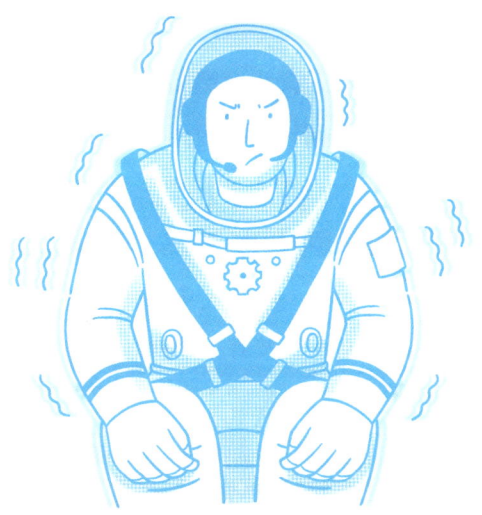

杨利伟经历的是飞船上升时的另一种危险，叫作"共振"。共振现象在日常生活中并不鲜见，大意指的是每个物体都有自己固定的振动频率，如果外界传来的振动频率恰好与之相同，那这个物体

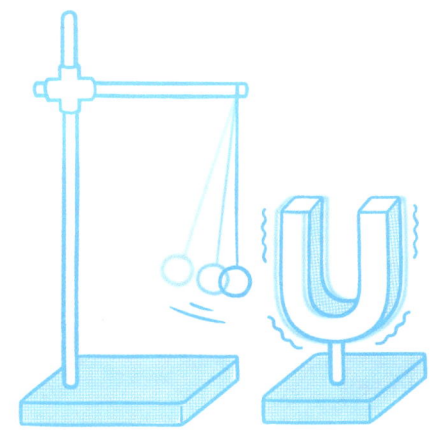

跟着振动的幅度会更强烈，甚至会振坏。

你或许在书本上读过士兵过桥振塌大桥的故事，这个故事在历史上有两个原型。一个发生在 1831 年 4 月 12 日的英国，74 名士兵齐步走通过布劳顿吊桥时，引发吊桥共振并导致一根钢索断裂，至少 40 名士兵落水，好在都被救了上来。

另一个故事的结局就没那么幸运了。1850 年 4 月 16 日，在法国昂热，483 名士兵过桥时引发共振，导致昂热大桥垮塌，226 人当场死亡。后续研究证明，共振并非大桥垮塌的唯一原因，昂热大桥事故发生时正值暴风雨，大桥本来就摇摇晃晃，但共振可能是压垮"骆驼"的最后一根稻草。

人体的固有振动频率在 7.5 赫兹左右，即每秒钟振动 7.5 下；不同部位又略有区别，内脏低一点，大概在 4~6 赫兹之间，头部则在 8~12 赫兹之间。杨利伟当时经历的飞船振动频率恰恰为 8 赫兹，导致了人体共振，才会有如此大的反应。

人耳能听到的声音频率大约在 20 赫兹到 20 000 赫兹之间。高于 20 000 赫兹的振动频率产生的声波叫作超声波，孕妇在医院进行超声检查，可以检查肚子里胎儿的健康状况；低于 20 赫兹振

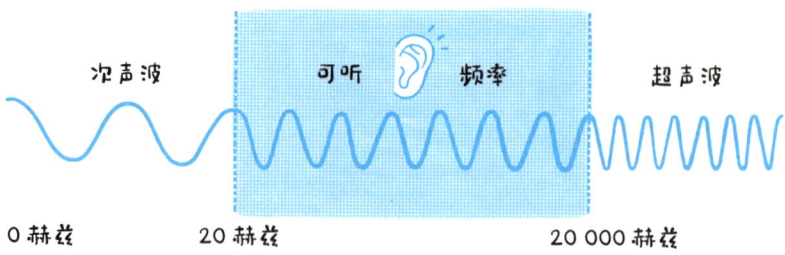

动频率产生的声波叫作次声波，这种振动也叫作次声波振动。

1999 年，俄罗斯期刊《外国军事评论》报道称美国在研制次声波武器，想在战场上把对方震晕。好在美国的次声波武器似乎只停留在概念阶段，后来一直没有应用于实战的消息。

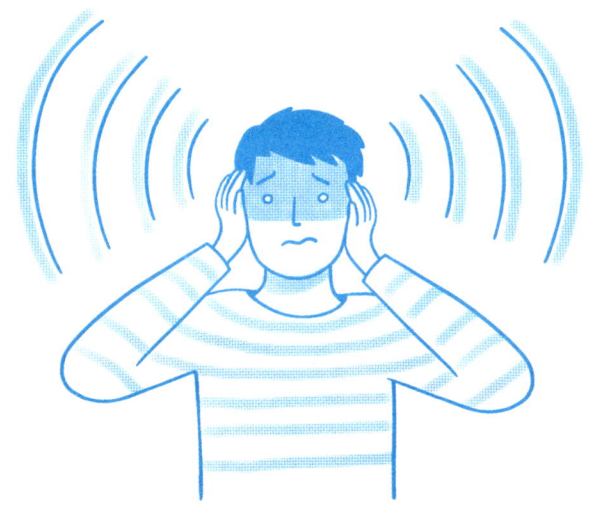

后来这一概念被刘慈欣应用在了科幻小说《三体》里。在这部小说中，他虚构出一种叫作"次声波氢弹"的武器，在太空战争中发射到敌方飞船旁边爆炸，能让敌方飞船发生振动，几乎在瞬间杀死飞船中所有成员，但飞船舰体依然完好无损。

杨利伟成功完成飞天任务后，火箭专家对他经历的振动进行了研究，发现是由氧化剂管路液体频率和全箭一阶纵向频率耦合造成的全箭动力系统参加的自激振动现象。这种现象在早期载人航天探索中被科学家们注意到，简而言之就是燃料管道里的液体和火箭本身恰好都在振动，导致整个火箭的动力系统都跟着振动，而振动频率又碰巧跟人类身体的固有振动频率相同。因为振动模式很像小孩玩的弹簧跷（Pogo Stick），因此被命名为 POGO 振动。

尽管科学家对 POGO 振动这一现象发现得早，但因其"理论预示难度大、涉及学科耦合多、解决问题过程长"的特点，一直是运载火箭（特别是载人运载火箭）领域的世界性难题。美国用于载人登月的"土星五号"火箭就一直存在 POGO 振动问题，直到退役依旧没有彻底解决；苏联的 N–1 载人登月火箭更是因 POGO 振动导致发射失败，导致苏联中止了载人登月计划。我国航天人历时近十年，最终采用变能量蓄压器技术抑制了火箭的 8 赫兹 POGO 振动。导致整个火箭的动力系统都跟着振动，而振动频率又碰巧跟人类身体的固有振动频率相同。后来工程师给燃料的管路上增加了装置，改变了其振动频率，才解决这一问题。

共振问题是在后来解决的，那当时遭遇共振的杨利伟是怎么渡过这一难关的？

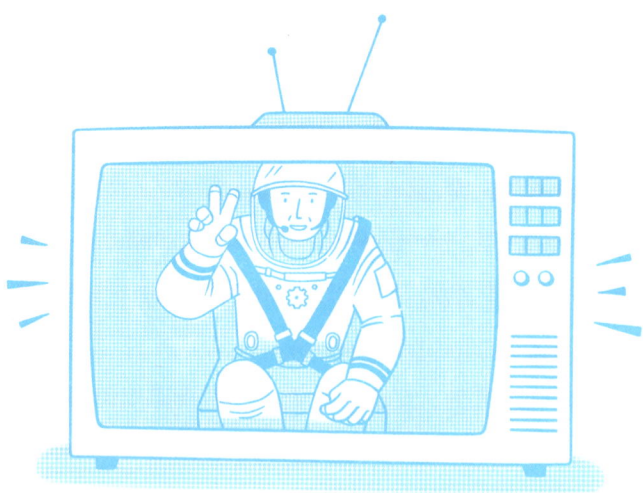

前面提到，在突如其来的共振中，他强忍五脏六腑都要被振碎的不适，抱着牺牲的决心，盯着计时器读秒记录。就在他读到 26 秒时，飞船飞出大气层，振动神奇地消失了，飞船的整流罩打开，一束阳光照射进来。

他眨了一下眼睛，听到地面指挥大厅里有人喊："你看，他还活着！他的眼睛在动！"

大厅里一片欢腾，历经多年的准备和训练终于有了成果，中国人有史以来第一次冲出了大气层。

2 航天员在太空中吃什么？

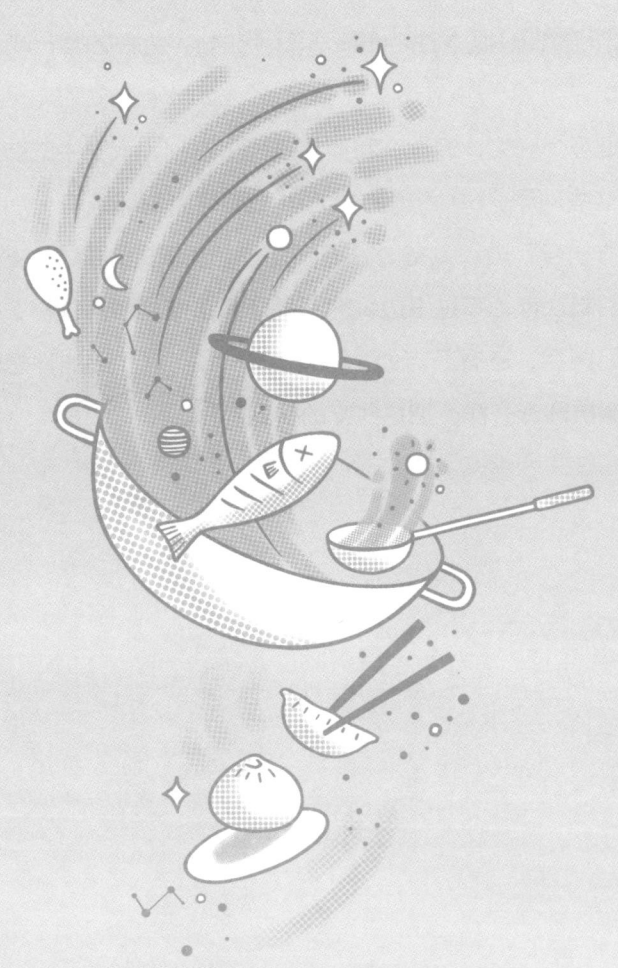

作为一个每天都在仰望星空的普通人，我每天都要思考三个关系到生命存续的根本性问题：早上吃啥？中午吃啥？晚上又吃啥？

我只是开个玩笑，但就在我仰望的那个方向，太空中的航天员也要考虑这些问题。60 多年前，尤里·阿列克谢耶维奇·加加林乘坐"东方一号"进入太空时，随同他一起飞天的还有 63 支牙膏皮一样的铝制软管，不过里边装的不是牙膏，而是各种食物，有香肠、面包、肉泥，还有巧克力，每管 140~160 克。加加林想吃的话也只能像挤牙膏一样，把这些吃的挤到嘴里。

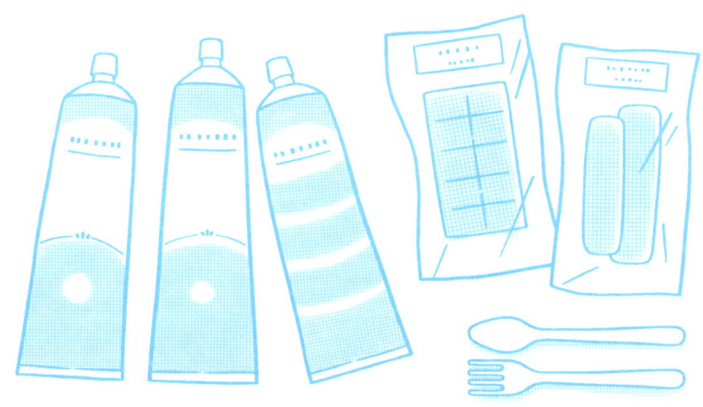

最早的太空食品：挤牙膏，吃冻干块

其实对加加林的这次太空之旅来说，食物并不是必需品。首先，这次航天之旅总共才 108 分钟，他根本饿不着；其次，太空舱里十分拥挤，加加林的活动空间很小，连厕所都没给他准备。

最重要的是，往太空运东西很贵。即使在 60 多年后的今天，每送 1 千克物资上天，都需要花费差不多上万美元；在 20 世纪 60 年代，科技远不如今天发达，给天上运送物资成本会更高。但苏联政府依然坚持带上这些食物，主要是为了做科学试验，看人在太空中能不能正常吃饭？吃下去的东西能不能正常消化？太空是微重力环境，会不会影响食物的口感？

为回答这些问题，加加林往嘴里挤了管蒜末肉泥，还吃了一管巧克力酱，喝了一管黑加仑汁。他回到地球后表示，至少自己吃到的这些东西都挺好吃。

4 个月后，当加加林年轻的后辈格尔曼·季托夫上天时，他乘坐的"东方二号"飞船在技术上有了大幅度进步，飞行时间达到了 25 小时 11 分钟。这下吃东西就变成维持生命的必要条件了。这 25 小时里，季托夫吃了三顿饭，不过回到地球时他还是觉得很饿。根据他的建议，之后苏联航天员的太空大餐里加了不少高热量食物，肉饼、红菜汤、鸡柳、牛舌统统安排上了。

然而，在 1961 年，美国第一位成功上天的航天员艾伦·谢泼德就啥也没吃到，因为他的飞天之旅只有 15 分钟 22 秒，根本来不及吃饭。一直到次年，美国航天员约翰·格伦出征太空，才吃上了太空饭菜。他的饭盒里有不少脱水冻干的食物块，他在飞船里给这些块块加水，用手捏成糊糊，再装进牙膏管挤到嘴里吃。

想想都知道不好吃。

为什么只能吃冻干块呢？因为在太空飞船上感受不到重力，一旦食物出现碎渣，这些碎渣不会乖乖地趴在桌上等人来清扫，而是会到处乱飞，见缝隙就钻。这些碎渣可能钻到精密仪器的缝隙里，会损害这些仪器；也可能飞入航天员的眼睛或鼻孔中，甚至被吸入气管，损害航天员的健康。冻干的块块装在袋子里，吃的时候再加点水，能有效防止掉渣，就算有渣也飞不出来。

后来牙膏管逐渐被淘汰了，航天员和在地面一样用上了碗、碟，加水的意义就更大了。加了水，食物就有了一定的黏稠度，能粘在碗和碟子上。要不然在太空失重环境中，航天员还得拿着碗像用网兜兜蝴蝶一样追着食物飘，吃顿饭多麻烦呀！

有意思的是，后来宇宙飞船装上了马桶，航天员拉完的"屁屁"也要装进袋子里，加入杀菌剂，用手捏均匀再充分消毒，最后统一销毁。

像吹风机一样的加热器

为了保证能量充足、营养均衡，航天员在天上的每一餐吃什么、吃多少，都是提前规划好的。在空间站和绕地球飞行比较久的载人飞船上，基本都有一个食品存储区，里边装满了大塑料袋，每个大袋子上都标明这是供第几天的第几餐；大塑料袋里面又是装着食物的小塑封袋，每个袋子上都写着是给谁吃的，一个航天员一个小袋。

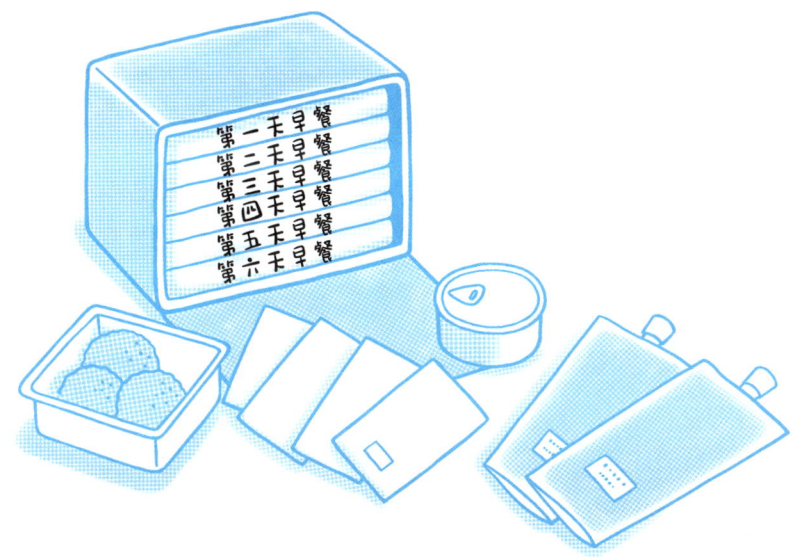

用餐时，从热水分配器上拽根管子，扎进袋子中加上水，用手揉搓均匀再放到组合炊具柜中去加热，一顿饭就做好了。茶和咖啡也是装在袋子里，用管子把热水灌进去，混合均匀了再对着嘴往外吸。

无论是吃饭，还是喝茶和咖啡，航天员都要小心翼翼的。首先，得用脚夹住地板上的扶手，以此来固定自己避免乱飞；其次，抬手动胳膊都得先观察周围，要是碰到个碗碟，可能碗碟"嗖"地就飞走了；最后，缺少了重力辅助，食物吞咽到食管里后也没那么快滑进胃部，需要细嚼，更需要慢咽。

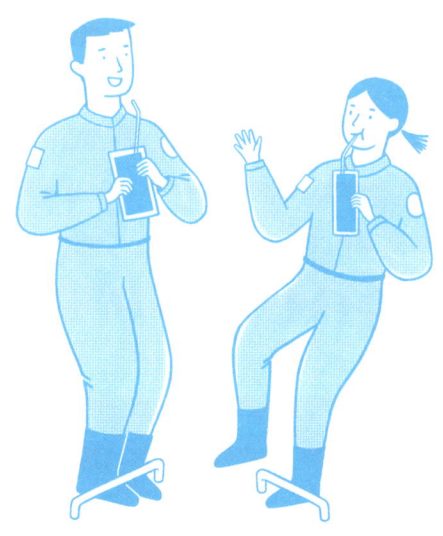

而且请注意，在地面上加热食物一般指的是用煤气灶、电磁炉，或者在微波炉里转一转。在太空前两者都不现实，煤气灶要用明火，容易引发火灾；电磁炉会释放出电磁波，可能干扰仪器；只有微波炉是用电能产生微波，并且这些微波被有效地限制在炉内，不会向外部空间扩散，所以它在太空中也能安全使用。

除微波炉以外，还有热风加热器，通过电加热空气把食物吹热，效果还不错。

为什么太空严格禁酒？

太空中不仅严格禁明火，在最初还严格禁酒。这个不难理解，开车不喝酒、喝酒不开车，喝了酒再去开飞船那更是荒谬了。而且酒精属于易燃物品，早在加加林飞天之前就有过教训，有航天员用完酒精棉球，扔到加热板上引发明火烧毁了飞船，更烧伤了自己，最后伤重去世。

苏联人素以热爱饮酒著称，苏联的航天员为了能在太空中享受美酒，可谓绞尽脑汁，想出了不少带酒上天的绝招。

航天员在太空中的日常健康监测包括血压测量，所以血压计成为必备的飞行物品。1971 年苏联航天员巧妙地利用血压计的设计，将一瓶白兰地藏在了血压计的洞口中，带上天为一名航天员庆祝生日。

1984 年，苏联航天员伊戈尔·沃尔克和搭档瓦洛佳·扎尼别科夫更是采用了一种极端的方法。他们在飞天前，愣是节食一周瘦身两千克，然后航天服就有了空隙。他们把酒和下酒用的酸黄瓜塞在航天服里带上了天。

还有一些苏联航天员打起了文件的主意，他们把厚厚的文件内部页面掏空，把装酒的容器放进去再带上飞船，这种方法跟电影《肖申克的救赎》里掏空《圣经》内部藏小锤子的做法有着异曲同工之妙。

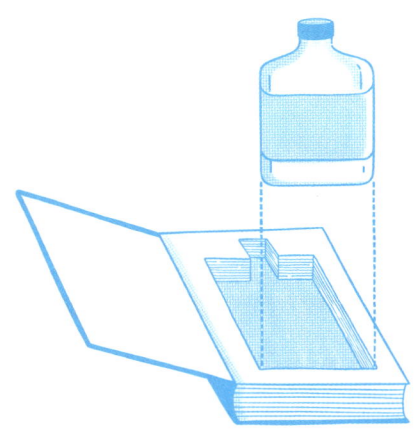

当然，这些行为都是违反太空禁酒令的，禁酒令直到 21 世纪才有所放松，但那时苏联早已解体，俄罗斯继承了其航天工业遗产。

苏联航天员之所以要违反禁令带酒飞天，一个重要原因是在太空吃什么都没有味道。人在失重环境里体液会均匀分布至全身，这跟人类早已习惯的在重力环境下的体液分布差别很大，航天员会觉得血气上涌。受其影响，航天员的嗅觉、味觉都会迟钝许多，吃东西会感觉没有味道，而酒精能刺激味蕾，比较开胃。

许多航天员在太空拍照片，跟在地面的照片对比发现脸红了许多，也是体液分布差异的原因。这种脸肿胀、红扑扑的样子像极了美国漫画《花生》中的男主角查理·布朗，有着大大的脑袋和红色的脸，所以美国航天界幽默地称其为"查理·布朗效应"。如果你觉得查理·布朗这个名字有点陌生，那你一定听过他的小狗史努比，那是查理·布朗养的小狗！

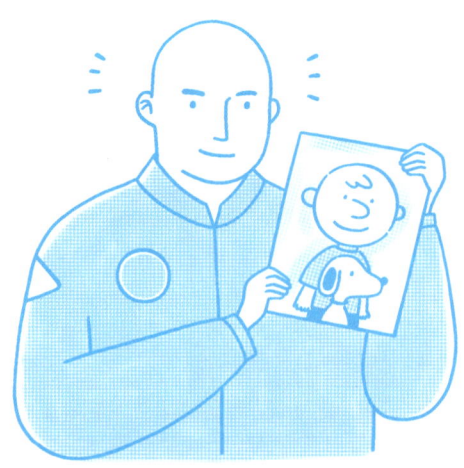

为了确定航天员嗅觉和味觉迟钝究竟是不是"查理·布朗效

应"导致的，美国康奈尔大学曾经招募志愿者，让他们在特制的、脚比头高的床上躺一段时间再吃东西。结果很明确，一段时间之后，大家吃饭都不香了……

中国美食上天啦！

在大约 40 年的时间里，载人航天俱乐部只有两个国家，那就是美国和苏联，后者解体后则为俄罗斯所继承。所以在长达 40 年的时间里，太空餐只有美俄两个菜系，要么是美国的蛋黄酱热狗，要么是俄国的大列巴红菜汤。

美俄菜系的垄断一直持续到 21 世纪的第三个年头。这一年，载人航天界发生了一件翻天覆地的大事：中国人飞天了。

作为中国第一位飞出大气层的航天员，杨利伟在飞天首秀时就吃了个月饼，一举拓展了人类对航天食物的定义。一段视频真实地再现了他吃太空月饼的场景：

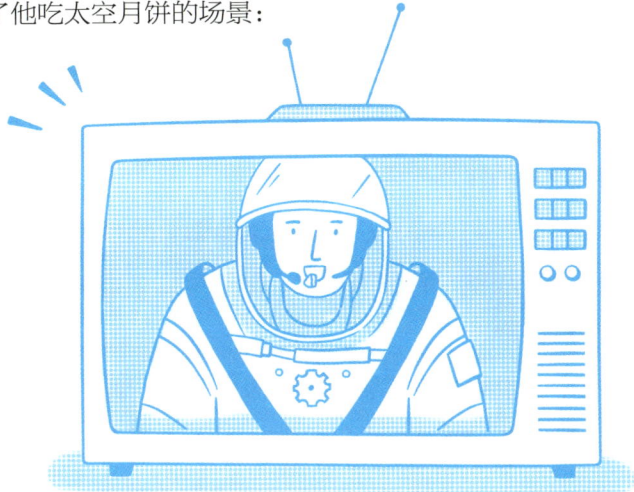

他把一个月饼放在空中，然后吸口气，月饼就往他嘴里跑；第一口气吸的角度或许不是很满意，他又伸手抓住月饼往嘴里送，几经斗争一口吞下。为保证能被一口吞下且不产生碎渣，这个月饼被做成了小小的一个。

2005 年，"神舟六号"飞天，航天员聂海胜和费俊龙在太空中也在早餐时吃了这种月饼。聂海胜还舀了一个月饼试着喂给费俊龙吃，结果没对准方向，月饼飘在空中，费俊龙像打乒乓球一样用手一挡才接到。

聂海胜在轨道期间还经历了自己的 41 岁生日，遗憾的是他过的是农历生日，鲜少有人知道，没人给他提前准备生日蛋糕。其实那时航天中心连太空冰激凌都能做，做个生日蛋糕不在话下。不过聂海胜和费俊龙也不亏，杨利伟飞天时只能吃冷食，"神舟六号"上已经有热食热饮了，有将近 50 种口味的食物能供航天员选用。

2016 年，景海鹏在"天宫二号"上过 50 岁生日时，航天中心就准备了两个罐头装的生日蛋糕为他庆祝。

除了生日蛋糕，景海鹏在"天宫二号"上的食谱也十分丰富：

早餐有 7 样，粳米粥、椰蓉面包、五香鹌鹑蛋、酱香芥菜等；午餐有 8 样，包括什锦炒饭、肉丝炒面、土豆牛肉、紫菜蛋花汤等；晚饭也有 8 样，有绿豆炒面、牛肉米粉、虾仁鸡蛋、什锦罐头等；还有 5 种加餐，有麻辣猪肉、蟹黄蚕豆、香辣豆干等。一共 6 大类 100 多种。

在太空中，景海鹏等人的食谱 5 天一循环，蔬菜更多了，荤素搭配营养更均衡。等到 2021 年"神舟十三号"带太空出差三人组上天后，甚至能做到私人定制，给东北人翟志刚准备了东北炖菜，给山东人王亚平准备了海产品，给四川人叶光富准备了成都风味的麻辣类、竹笋类产品。

出差三人组在"天和号"核心舱中欢度了虎年春节，还吃到了饺子，有猪肉白菜馅、鲅鱼馅、黄花菜馅三种味道。而且自动化程度更高，厨房的微波炉、热风加热器都能通过手机 APP 控制，一键预约，然后等着去吃就行了。

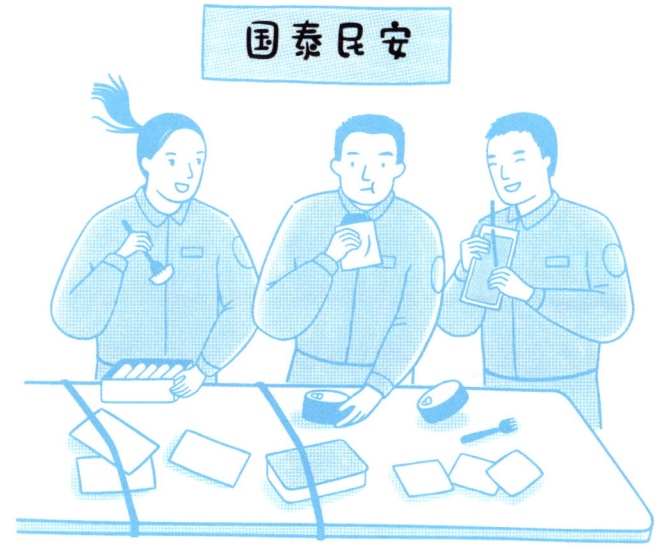

尽管有 100 多种食物，中国航天膳食研究中心还嫌不够。他们曾经说过："最终，中国的八大菜系都会被送上太空的。"

3 航天员在太空中
怎么**上厕所**?

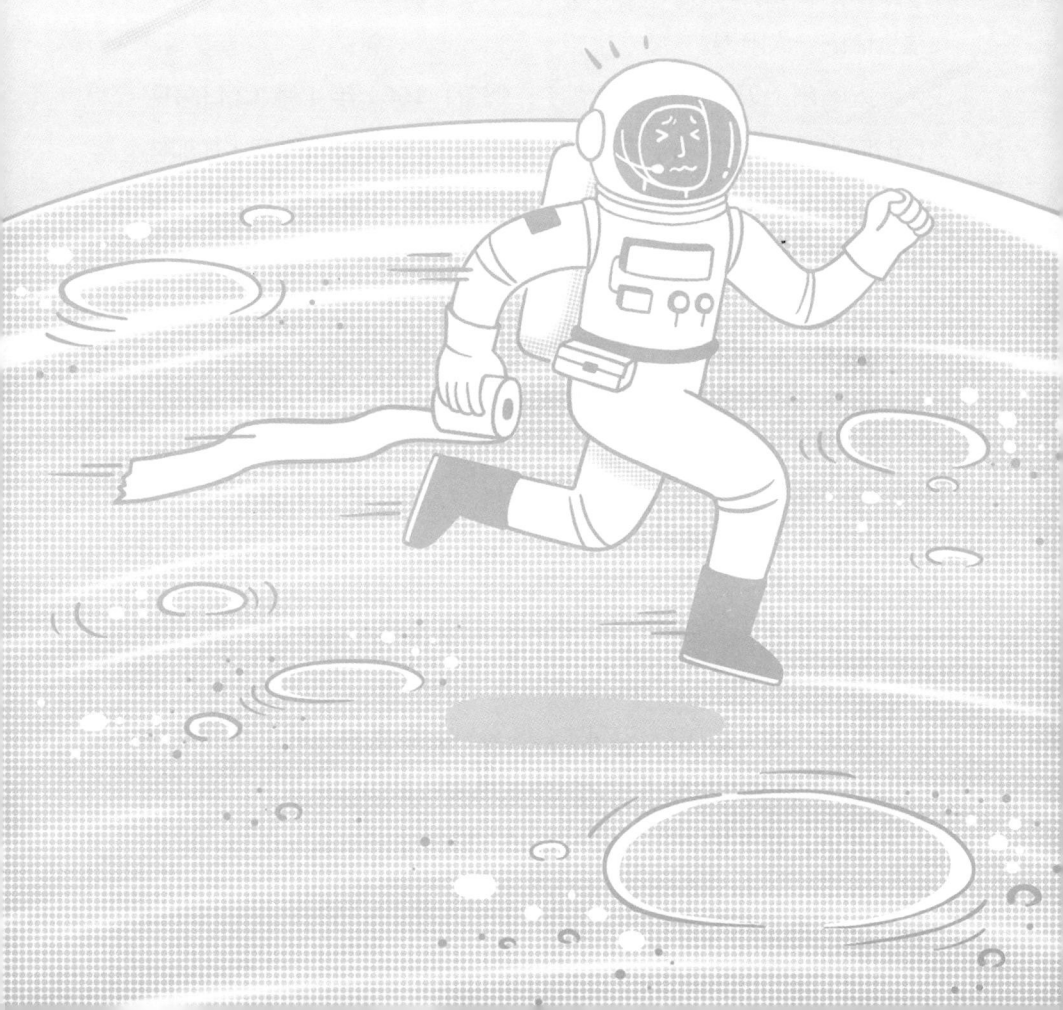

屎尿屁的问题听起来挺有味道，在地球上也为咱们提供了各种丰富的段子素材。但对于处在太空的航天员来说，可是影响他们幸福生活的一大阻碍。

人类刚上天的时代，就两字：憋着！1961 年 4 月 12 日莫斯科时间上午 9 时 07 分，苏联航天员尤里·阿列克谢耶维奇·加加林乘坐"东方一号"宇宙飞船从拜科努尔航天发射场起航，绕地球一周后于当天上午 10 点 55 分安全返回，圆了人类进入太空的梦想。

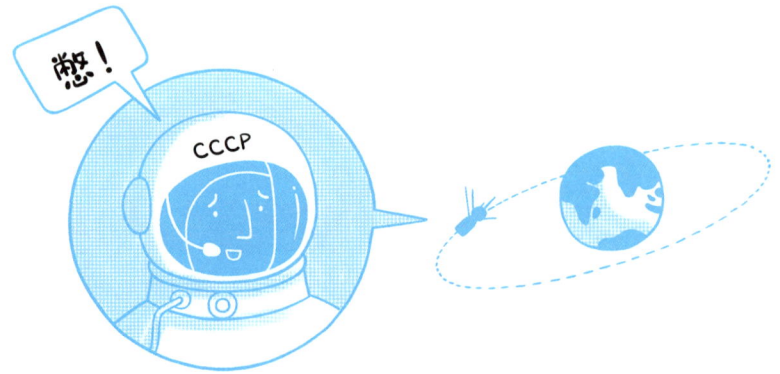

加加林的这次航行仅耗时 108 分钟，也就两节课的时间，拉"屄屄"的问题可忽略不计，但憋尿难题还是如约而至了。据苏联方面记载，就在即将步入发射舱时，加加林突然感到尿急，没办

法，只好又下来排尿。但他穿着全套航天服呢，只好靠着一辆汽车，顺着太空服管子往外尿，都尿到了汽车轮胎上。

从那以后，苏联宇航局就诞生了一项奇怪的传统——男性航天员升空之前，都在送自己去发射点的汽车轮胎上排个小便，女性航天员则会带瓶水泼在那。后来苏联解体，俄罗斯宇航局也继承了这一传统。

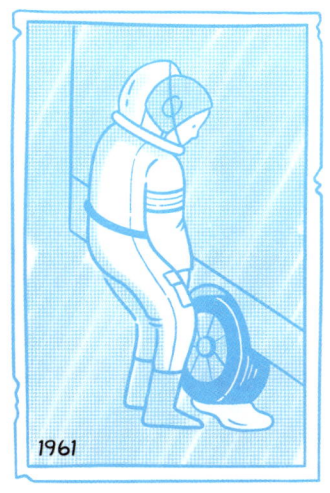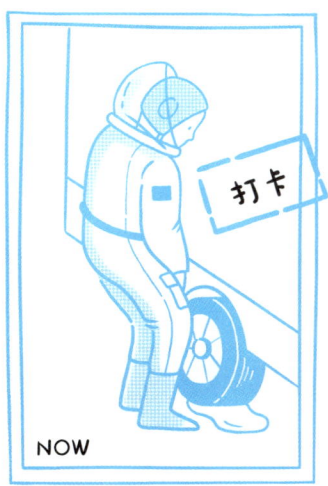

航天员怎么排尿？

苏联人上天了，美国人也不甘落后。短短24天后的1961年5月5日，美国首次发射载人太空飞船"水星号"，艾伦·谢泼德有幸成为美国飞天第一人。"水星号"计划的飞行时间不过15分钟，所以根本没有考虑谢泼德的小便问题，忍一忍就过去了嘛。

但很不幸，"水星号"发射时遇到了一些故障，在发射台上一等就是 9 小时。谢泼德穿着航天服在飞船舱内等啊等啊，一直憋到尿急没招了，就向指挥中心请示，这该怎么处理？

当时正值美国苏联争霸，美国已经在载人航天上比苏联慢了半拍，当然不愿意因为他尿急就取消首次飞行。但尿急哪是能忍得了的？谢泼德说他憋不住了，要尿在裤子里。

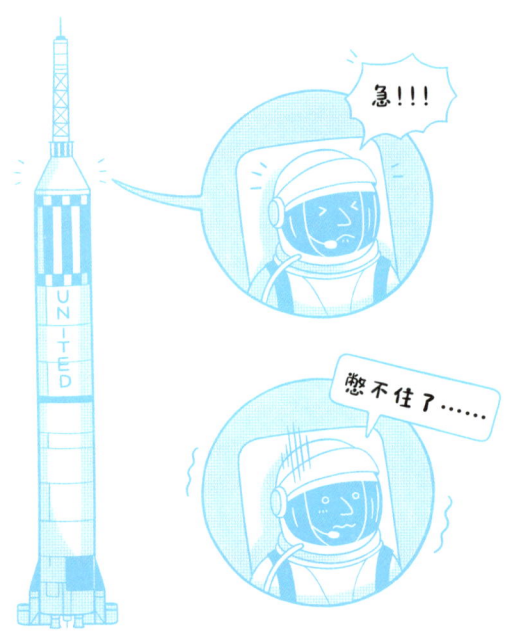

航天服的裤子可不比一般的裤子，里边有各种设备。就拿谢泼德穿的那身来说，里边有检测他生理指标的医学传感器，比如电子温度计等，一泡尿下去，可能就有部分设备因被浸湿而失灵。

指挥中心经过讨论，决定让他暂时切断航天服电源，然后尿在裤子里，再往航天服内通入纯氧加速尿液蒸发。有惊无险，他的尿液很快蒸发掉了，所有电子设备安然无恙。接下来"水星号"顺利升空，谢泼德成为美国飞天第一人，同时也成为全世界航天员尿裤子第一人。

经过这次不惨痛但十分尴尬的教训，美国国家航空航天局决定研发航天员小便装备。当时航天员都是男性，于是一款专为男性设计的小便器被发明了出来。

这种小便器外形像一个被拔掉活塞的针筒，外边连接一个袋子。航天员排尿时，要把排泄口包起来才能把尿液排进去，差不多能理解为调皮的小男孩对着可乐瓶子撒尿。不过太空没有重力，尿液不会像在地球上那样顺畅进入可乐瓶里，而是会在袋子里四处飞散，所以当时用过的航天员纷纷表示，体验感很差。

1962 年 2 月，美国第三次执行"水星计划"时，航天员就用上了这个东西。那次任务在太空的飞行时间就达到了 4 小时 55 分，要光靠航天员憋的话，估计能把人憋出病来。

后来有人对这种装置进行了改进，给里边装了一个负压管子，把航天员排出的尿液吸过去。这种体验也有点怪，你可以试一下大风天在旷野中尿尿，差不多就是那种感觉。

而且航天员排出的尿没有地方保存，只能在身上挂个尿袋，走到哪带到哪。1963 年，美国最初的载人航天计划"水星计划"接近尾声，航天员戈登·库伯执行水星计划最后一次飞行任务时，却发现航天器突然意外失灵，自动操作系统不再起作用。

好在航天器都设计有备份，自动操作系统失灵了，库伯只能接手指挥，手动操作飞船穿越了大气层。后来调查显示，航天器失灵的原因是库伯身上的尿袋泄漏，液体渗入了电子元件。

航天产品：纸尿裤

　　航天员身上的尿袋就这么挂了将近 20 年。直到 20 世纪 80 年代，美国国家航空航天局一名叫唐鑫源的华裔工程师才解决了这一问题。他在前人做出的纸尿片基础上做了改进，加入当时新开发的高分子吸水材料，再做成内裤的形状让航天员穿在身上。这种经过改进后的纸尿裤能吸水 1400 毫升，差不多相当于 4 瓶普通装可乐，航天员穿着再也不用担心尿尿问题了。

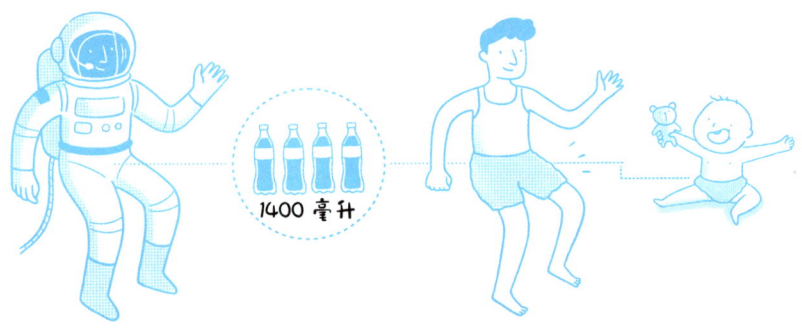

1400 毫升

　　后来这一发明转为民用，就是现在家家户户小朋友都用的尿不湿。美国当时的电视广告里，商家甚至把纸尿裤剪成小块，扔进鱼缸里，向观众展示其强大的吸水能力。

　　在太空中，航天员需要的一切物资都只能从地面运上去，水也不例外。所以又有人想，那能不能把航天员的尿液回收起来，再利用呢？

2009 年 5 月 20 日，国际空间站终于完成了从尿液回收到将其处理成饮用水的全过程。三位航天员干杯，第一次喝上了从他们自己的尿液、汗液和呼吸出的水蒸气中回收的水分而制作的饮用水。

尽管通过空间站处理净化的再生水已经远超普通饮用水的安全标准，但出于心理因素考虑，各国航天员在太空中还是会优先饮用地面补给的水。

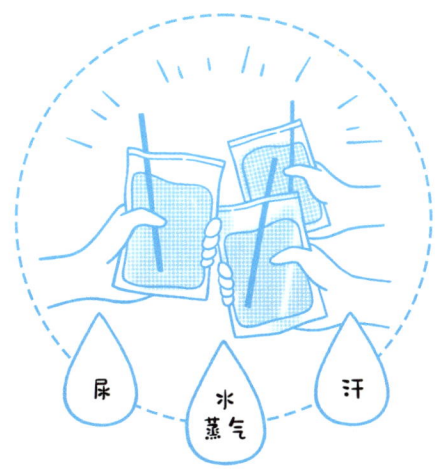

太空马桶是什么样的？

除了尿尿，航天员在太空中也要拉"屄屄"。

早期的太空任务时间都比较短，很少有超过一小时的，所以也就没把拉"屄屄"问题当回事。航天员在飞船发射前少吃点就好，实在是有便意，短时间总能憋得住。

"憋"这个字比较粗暴，但很管用。2003 年我国发射"神舟五

号"，这是我国第一次载人上太
空，虽然已经是 21 世纪，但
因为任务时间短，同样没有给
杨利伟准备任何排便的设施。

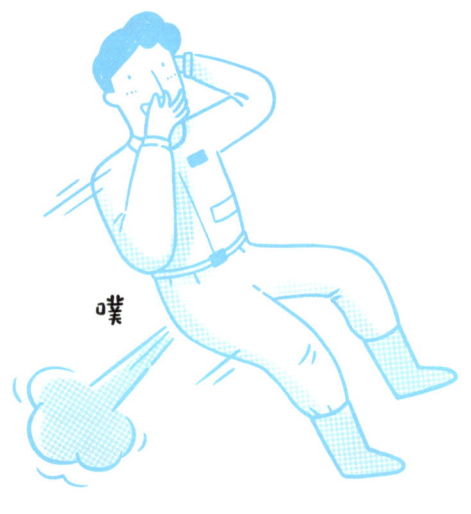

不过人类的探索是无止境
的，终究要向远方进发。美国
开启探月的"阿波罗计划"把
人送到月球之时，往返一趟就
需要 8 天之久，无论如何也得
解决拉"屉屉"的问题了。

而且就算航天员憋得住不拉"屉屉"，那屁总没有办法憋回去。
这在地球上顶多引起点尴尬，在太空中可是关乎安全的大事。首
先，航天员在太空中处于失重状态，一个稍微大点的屁产生的反作
用力就能把人推走；其次，屁含有不少氢气和甲烷等可燃气体，在
太空舱狭小的空间中没法扩散、稀释，浓度高了还有爆炸的风险。

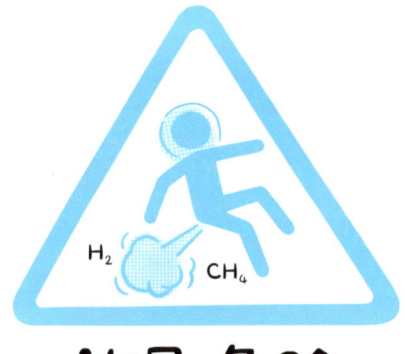

至于放屁那点味儿嘛，都还没有考虑进去……

所以无论是上天前还是在天上，航天员的食谱中一定不能含有豆类等容易产生气体的食物。可乐等碳酸饮料也被严格禁止，因为对航天员来说，打嗝跟放屁同样危险，一样可能把人推走。

就这样，太空马桶的开发被提上了日程。美国国家航空航天局在官网上详细展示了美国航天器和空间站的厕所系统，他们最早用来给航天员解决拉"屘屘"问题的是一个方形塑料袋，长宽各 20 厘米左右，袋口有胶条。拉"屘屘"的时候把袋口套在屁股上，拉完把手纸扔进去再加上消毒水，用胶条把袋子密封起来，一袋太空"屘屘"就做好啦。

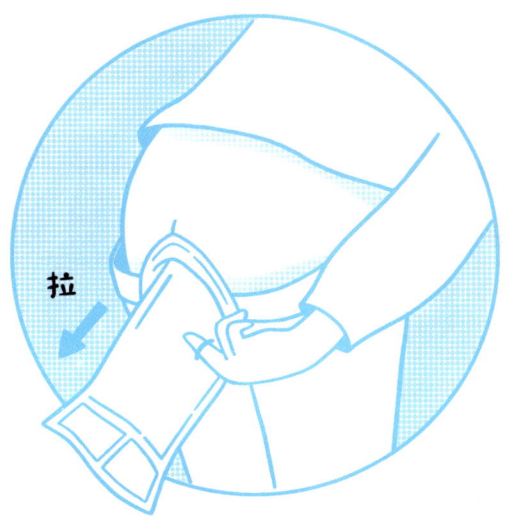

拉

请注意，密封可不是最后一步。航天员还得用手捏袋子，保证"屘屘"跟袋子里的消毒水充分混合，此举也可促进"屘屘"早日分解。

这种袋子最早用于美国阿波罗登月计划，所以就得了个诨名"阿波罗袋"。在阿波罗计划中，航天员每次拉"屁屁"的信息都被记录下来，并保存在航天日志里。这可不是为了比谁的消化系统好，而是为了记录航天员的排便周期，这是健康信息的一部分。

但是这个袋子毕竟只是个塑料袋，有破掉的可能性，同时胶条封口也很有可能会散开。于是在1969年美国"阿波罗10号"的飞行过程中，通信频道里忽然传出这么一句话：

"快给我找张面巾纸……有坨'屁屁'正在空中乱飞呢。"

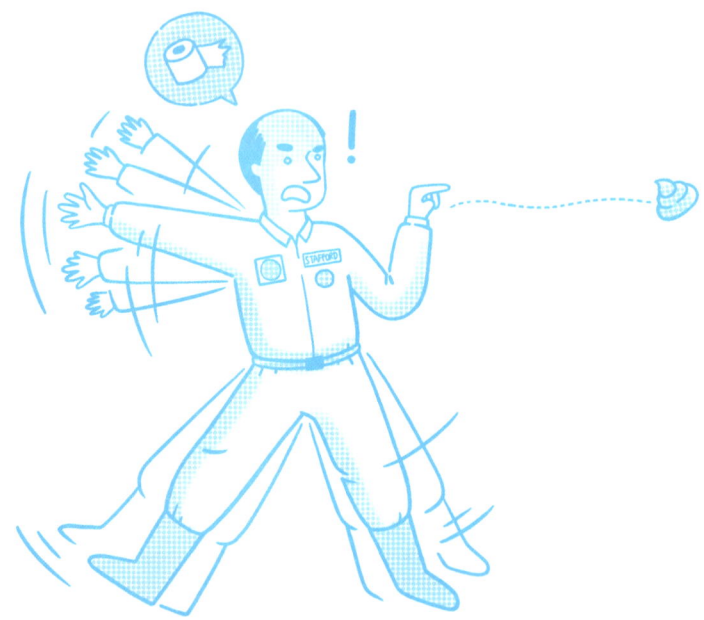

这句话是美国航天员汤姆·斯塔福德说的，但那坨"屁屁"是谁拉的，至今没有揭秘。

1973 年，美国建立了"天空实验室"空间站，这是人类历史上第一个太空实验室。后来苏联的"和平号"空间站、国际空间站，以及中国的"天宫一号""天宫二号"等空间站相继建立，航天员在太空中停留的时间延长到以月为单位。

拉"㞎㞎"的袋子用几天还行，用一两周也凑合，用小半年那是没法接受的。

在"天空实验室"空间站里，便桶就被镶嵌在舱壁上，里边有上述类似的袋子用来接"㞎㞎"，用一次换一次。袋子后边连着气流，用专门的设备使粪便沉淀固化，避免再出现"自由飞翔"的情况。

你看到的流星，可能也是"㞎㞎"

拉"㞎㞎"、接"㞎㞎"的问题解决了。那么，这些"㞎㞎"怎么处理呢？

在城市里，我们把"㞎㞎"拉在冲水马桶里，"㞎㞎"会经过下水道运到污水管，最后被统一处理掉；在农村，我们把"㞎㞎"拉在旱厕里，等"㞎㞎"积攒到一定量再一起拉走，放到一个大池子里发酵，腐熟做成粪肥，最后给庄稼当养料。

这两个办法，很显然都不太适合在飞船或者空间站这些环境中使用。冲水不可能，太空水实在太宝贵了，用来冲"㞎㞎"怪心疼的，更何况轨道环境几乎没有重力，冲水也无法解决问题；发酵作肥料更不可能，空间站和飞船里就那么点地方，要建个肥料堆，那整个舱里都是臭味，航天员几乎要睡在"屁屁"旁边了。

或许会有人说，往外扔呀。这个想法似乎不错，太空那么大，有的是空间，扔几坨"屁屁"算啥。

但要考虑到太空的环境，这个想法就很危险了。太空没有大气，就没有空气流动，也就没有风，"屁屁"被扔出去之后不会被打散成小颗粒，依然是原来一整坨。同时太空又特别

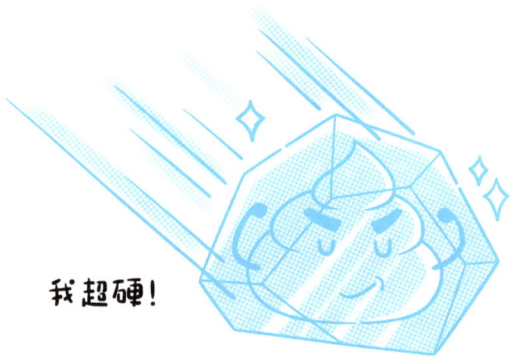

我超硬！

冷，有零下一百多摄氏度，"屁屁"中的水分很快就会在太空中结冰，硬度远远高于大家在冰箱里见到的冰。

太空中还没有重力，这团超硬的"屁屁"不会老老实实地趴着，而是在各种吸引力的作用下乱窜。请大家注意，空间站是在以每秒 7.8 千米的速度绕着地球运行，飞船则以差不多的速度往上爬升，"屁屁"扔出去之后会随着惯性再飞一段时间，然后就不可控了。

结果就是，被扔出去的"屁屁"，变成了一枚炮弹，随时都可能砸坏空间站和飞船。所以，往外扔"屁屁"这事，坚决不能干。

同时这些"屁屁"也不能在舱内存储太久。飞船和空间站空间都很小，这些"屁屁"携带了大量繁殖速度很快的细菌，以及富含细菌所需的营养物质。要是"屁屁"在空间站里放久了，细菌无度繁殖起来，空间站还是不是宇航员的天下都不好说。

不能扔，不能存，那航天员的"屁屁"究竟怎么处理呢？你可能想不到，它们竟然也要坐飞船。

航天员会把收集好的"屁屁"进行杀菌处理，积攒够一定数量后就把它们送上定期来送补给的货运飞船，然后让货运飞船往地球方向飞行。货运飞船进入大气层后会与大气进行摩擦，起火燃烧，"屁屁"们也随之化为灰烬。如果这时你恰好在地面上朝那个方向看，或许会看到一颗"流星"，其实是燃烧着的"屁屁"。

所以呀，你曾经许愿的流星可能就是这些带着火焰的"屁屁"哦。

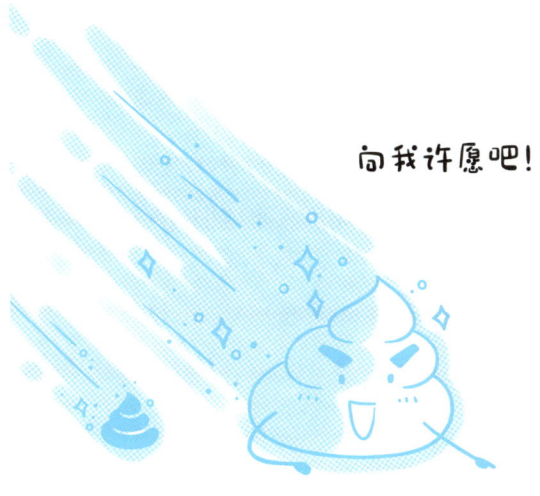

向我许愿吧！

除了回到大气层变成流星，还有一些"屁屁"的命运发生了改变，从地球"屁屁"变成了太空"屁屁"。

"阿波罗计划"中，登上月球的航天员顺便把装有自己"屁屁"的袋子留在了月球上。一方面，这可以减轻飞船的重量；另一方面，也是做个科学实验，看微生物在月球表面那种环境里，能不能靠着"屁屁"存活下来。

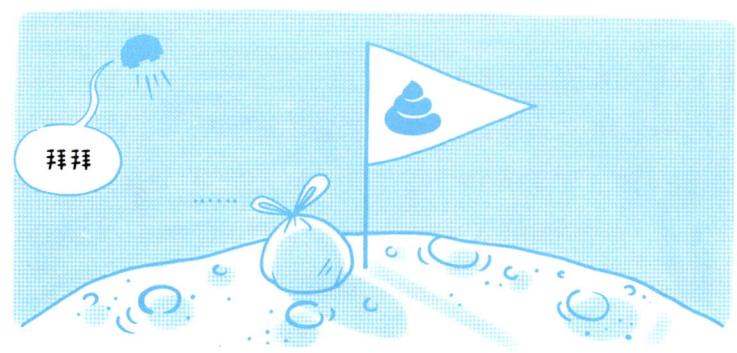

等下一波人类航天员到了月球，会去检查这些袋子。如果里边的微生物还活着的话，那说明"屁屁"里的养分能维持微生物生存，这将会是一个新的研究热点。

如果千万年后人类能把生命的种子撒遍整个银河系的话，这些"屁屁"一定是最早的功臣之一。

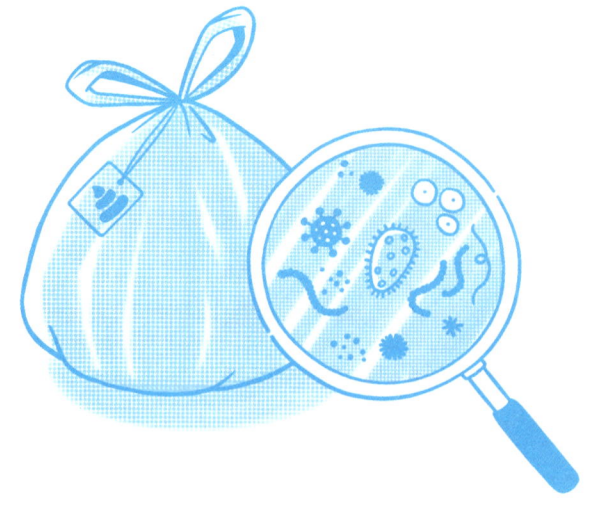

4 航天员
生病了怎么办?

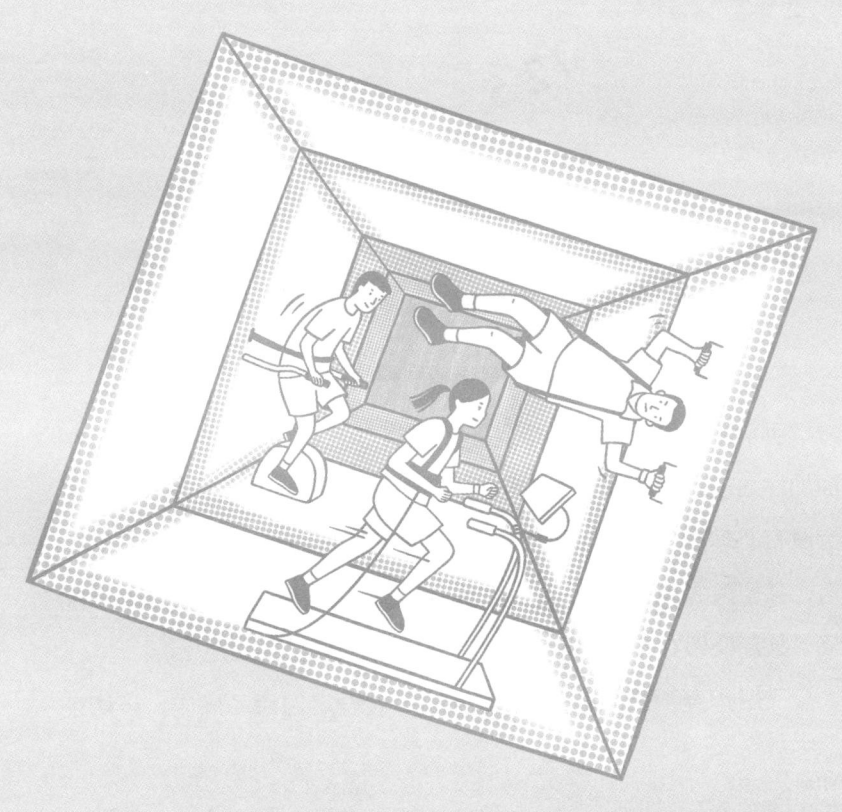

1961 年加加林首次进入太空时，舱内除了一些必备的仪器、供测试用的食品，还有一个信封。信封里只有一张纸，上边写了个数字"125"。

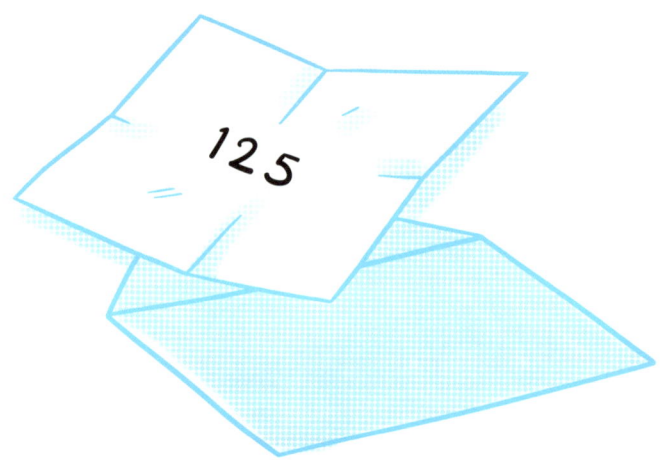

可别小看这个信封，这是保障"东方一号"安全的一把锁。在加加林之前，人类从来没有进入过太空，对那是一片怎样的景象完全没有心理准备，所以有人担心，航天员进入太空后会不会精神失常，甚至失去理智？万一这种情况发生，航天员会不会开着飞船乱飞，甚至坠毁在不该出现的地方，给地面造成人员伤亡？

飞船本身不是问题，"东方一号"被设定为自动操作，一切正常的情况下，加加林不过是位乘客。如果遇到紧急情况，他需要手动操作飞船时，就得输入一个密码，这个密码 125 就装在这个信封里，他必须打开信封才能获取到。如果他精神失常，那就打不开这个信封，也就没法开着飞船乱飞了。

在当时，这简简单单的三位数可是绝密数据，就是为了保证他和飞船的安全。好在"东方一号"飞行一切正常，这个信封没能派上用场。

太空中有啥病症？

太空对人类来说是一片神秘的领域，航天员可能面对各种各样与太空相关的问题，精神问题只是其中一种。针对这些太空特有的疾病，航天团队经过几代人的探索，做了一系列预案。

病症之一：航天神经眼肌综合征

水往低处流，在地球上所有液体都受到重力作用，自然往下走，人体血液也向下沉，人类经过几百万年进化适应了这种情况。

但太空就不一样了！特别是航天员进入空间站之后，处于微重力状态，人体内的血液不受重力影响，会往各处跑，容易造成毛细血管充血。我们的眼睛底部有着丰富的毛细血管，特别容易受影响。

俄罗斯科学院在 2020 年 8 月就发现，在太空飞行 3 个月以上的航天员中，30% 出现了眼底改变，有些航天员的眼球甚至有轻度变形。这叫作航天神经眼肌综合征，目前还不知道如何预防，只好让所有的航天员都定期做眼底检查，及早发现问题。2021 年 7 月，中国出差三人组在"天和"核心舱做体检，拿个仪器互相照眼底，隔一两个月就要照一次，就是为了防止这个问题。

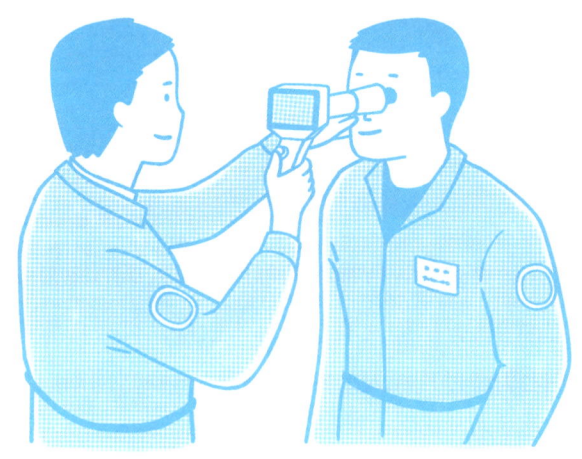

病症之二：骨质疏松和肾结石

曾经有人测试过，人体胫骨，就是大腿骨较粗的那根，每平方厘米能承受 900 千克重物的压力，不比水泥预制板逊色。

人体骨骼之所以这么强，是因为其由钙、磷等矿物质和脂肪、蛋白质等有机物共同组成。矿物质就好比水泥预制板里的水泥，使骨骼具有一定硬度；有机物则像里边的钢筋，使骨骼有一定韧度。而这些物质的比例处在动态平衡中，人体通过激素调节血液中钙、磷、镁等的浓度，来维持骨骼所需要的强度。

在太空失重环境中，身体不再像在地面上那样需要承受重力的作用，骨骼不需要达到平时的强度，人体就会偷个懒自动调节，把骨骼中的矿物质释放掉。这样导致的结果是航天员骨密度会变低，容易得骨质疏松；同时这些矿物质被排出到血液里，经过循环到达肾脏，又容易出现肾结石。

2019 年国庆档期播出的电影《我和我的祖国》中，就有中国航天员自外太空返回，出舱后需要被人抬着移动的画面。很多观众以为他们只是不适应重力，其实这与他们的骨密度流失也有关系。

为解决这个问题，航天员在太空都需要定期做骨密度检查，也需要做运动。美国国家航空航天局曾经开发一种"振动板"，航天员每天站上 10~20 分钟进行锻炼，给骨骼增加压力和牵引力，强迫骨骼受力，防止骨密度流失；中国航天员也要定期锻炼，好保证自己的骨骼承压能力。

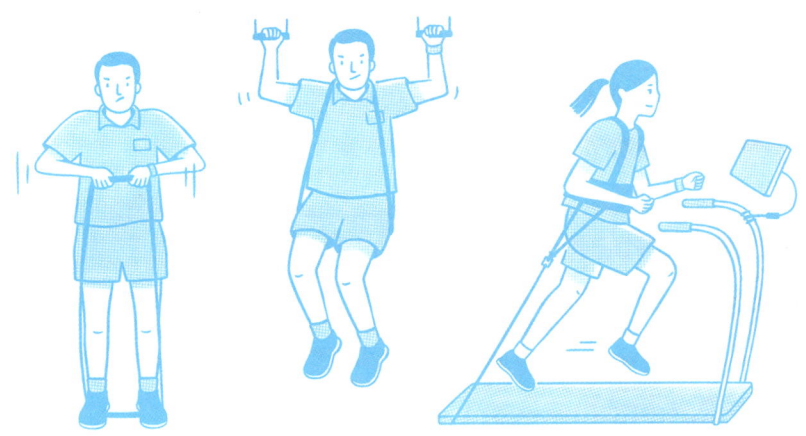

不过，这一病症大家在地面上也有机会"体验"到。2012年，美国亚利桑那州立大学联合美国国家航空航天局，招募了12名志愿者，把他们限制在床上30天不让下来，结果他们一周之内就出现了骨质疏松的症状。所以，我们在地球上也得多运动，否则骨质疏松会找上门哦。

病症之三：肌肉萎缩

人体运动以骨为重力支撑，以肌肉为动力；在太空中，航天员缺乏运动，肌肉萎缩也是比较常见的问题。美国国家航空航天局曾经资助过一项研究，让志愿者处在模拟失重环境中，很快就发现肌肉不仅收缩减少，给大脑和脊髓等神经中枢发信号的频率也减少了，肌肉萎缩的迹象立刻出现了。

航天员在太空待久了不受力，就有点类似瘫痪病人长期卧床出现肌肉萎缩的状况。

解决办法自然也是多做运动，以蹬自行车为主。2021年9月3日，在与香港学生进行天地对话时，身处"天和"核心舱的中国航天员汤洪波就展示了

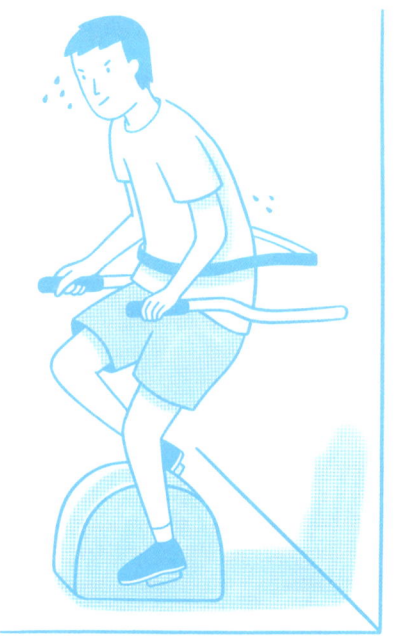

蹬太空自行车，不仅能脚蹬转盘锻炼腿部肌肉，在失重中还能翻个跟头，用手抓住转盘转，锻炼手臂肌肉。

神经眼肌综合征、骨质疏松、肌肉萎缩，以上这几类太空相关疾病，几乎都与太空的微重力环境有关。值得一提的是，女航天员的雌激素水平和镁的代谢优于男航天员，体内铁含量低，不容易出现铁中毒、血栓、血管痉挛、心律失常。从这个角度来说，女性更适合长时间在太空生活，中国航天员王亚平和刘洋也分别于2021年10月和2022年6月顺利入住"天和"核心舱，给世界留下了迷人的风采。

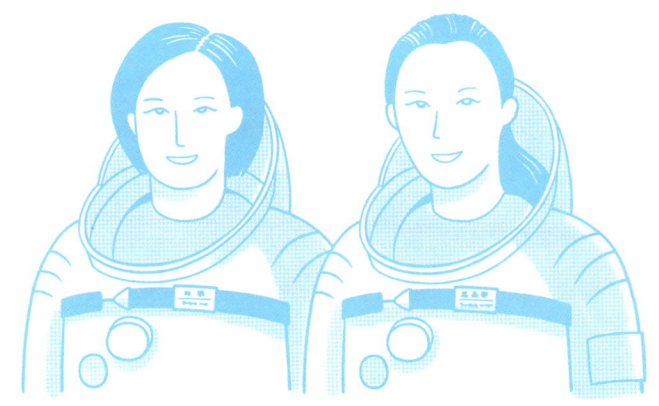

病症之四：辐射

人在阳光下待久了会晒黑，阳光里的紫外线是罪魁祸首。在地球上，有厚厚的大气层阻隔，紫外线强度已经降低到人类能承受的水平了。

在太空中就不一样了。没有大气层保护，空间站不仅要直面紫外线，更会遇到各种各样的高能射线。质子中子可能变成阿尔法射线，电子可能变成贝塔射线，甚至还有高能电磁波伽马射线，等等。

2019年1月，中国的嫦娥四号在月球背面成功实现软着陆，上边搭载了一台德国制造的"月球着陆器中子及辐射剂量探测仪"。根据这台探测仪的测量结果，一个人在月球上每小时会受到60~100微希沃特的辐射，相当于在地球表面的200倍之多。

为保护航天员免受辐射的危害，空间站的舱壁上和航天服里都有防辐射层，但能带上太空的材料有限，所以没法像在地球上那样加厚厚的铅板。辐射是航天员无法回避的问题。

不过也别太担心。人体一次性受到4000毫希沃特的辐射才会致病，但即使按月球表面的辐射强度计算，每年辐射也不过800~900毫希沃特，依然处在可接受范围内。更何况，太空舱和宇宙飞船舱壁都有防辐射层，航天员处在其中受到的辐射又比直接暴露在月球表面低得多。面对辐射，航天员还是挺安全的。

病症之五：减压病

人每一口呼吸都要吸进大量的空气，其中以氮气和氧气为主，这些气体通过肺部进行交换后进入血液、游历全身，最后氧气变成二氧化碳，和原封不动的氮气一起回到肺泡，被排出体外。氧气变为二氧化碳这一步，是要释放出能量的，也正是这些能量支撑着我们的生存。

我们平时完全感受不到这些气体在血液中的存在，是因为它们会溶解进血液和其他体液中，以一种深藏不露的方式默默地支持着我们。但对于出舱行走的航天员，就另当别论了。

为保证航天员能够呼吸，航天服要进行密封，里面要充满空气；为了让航天服不至于因为太臃肿而限制航天员活动，必须保证里边的空气压强只有大气压的三分之一。压强变低，本来溶解在血液、体液中的气体就开始不安分了，有可能形成小气泡并在人体内越聚越大，这就是传说中的减压病。

严格来说，减压病不能算是太空专属，潜水员从深水中回到地面时也可能患得该病，不过原理恰恰相反，是水下压强太高导致气体过量溶解，因上升（减压）幅度过大、速度过快，溶于肌体的气体来不及随呼吸排出体外，而在组织和血液中形成气泡引发减压病。无论哪种减压病，轻则关节又痒又疼，重则可能危及生命，因为气泡如果进入脑血管，那就可能引起脑血栓。

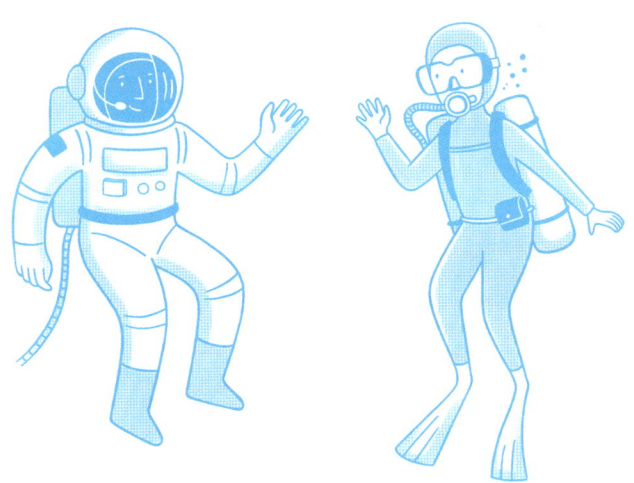

让大家觉得羡慕的出舱行走对航天员来说却是危险重重。如果真得了减压病，那就得把航天员接回舱内，给航天服加压到超过正常值，把气泡再压回到血液里，然后慢慢减压到正常值，让新的气泡来不及形成。

在太空生病怎么办？

除了"太空专属"病症，航天员在太空也会遇到各种各样地球上的常见病，头疼脑热并不稀奇。为应对健康问题，一般有三个方案：

第一，对付一般的疾病，备好常用药物。

20 世纪 60 年代，美国、苏联两国刚开启载人航天之旅时，就养成了携带常用药物的好习惯。在阿波罗载人登月计划中有一个清单，上边记载着需要携带的药物。这个清单里有盐酸四唑氢

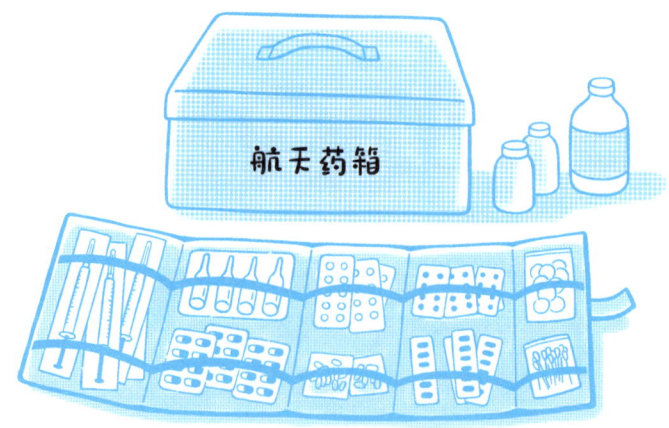

啉，用来消肿止痛；甲基纤维素滴眼液，用来防止干眼症；此外还有创可贴、护肤霜、抗生素软膏，常见的小伤小病基本上都能解决掉。

这个药品清单里甚至还包含杜冷丁，用来在紧急情况下止痛。这种麻醉剂在中国可是被列入严格管制清单的，未经许可不得贩卖。

在 1998 年开始建设的国际空间站上，装备了自动体外除颤仪，也就是媒体热议的、机场地铁等公共场合都要安装的 AED；甚至还有呼吸机，万一航天员发生心脏骤停之类的紧急情况，至少能保证在第一时间得到救治。

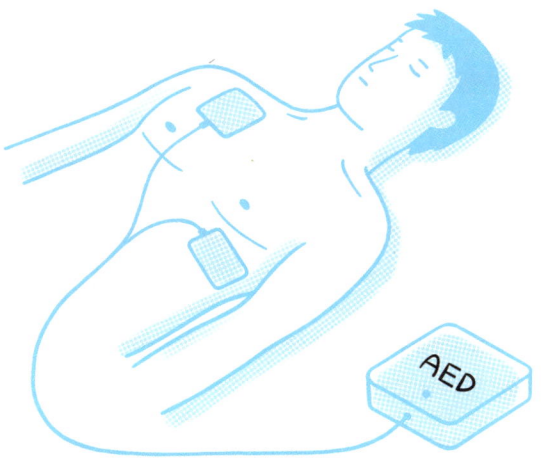

第二，遇到相对棘手的疾病，通过视频进行天地连线，地面指挥中心会找来顶尖医学专家，远程指导航天员自救。

2020 年初，国际空间站上就有一位航天员在进行体检时被查出颈部静脉有血栓。这可不得了，要知道人颈部离大脑非常近，血栓一旦脱落进入脑部，就可能导致脑卒中，严重的甚至会半身不遂。

媒体报道中没有提到这位航天员的名字，但我们知道的是，他被检查出血栓时刚上天 2 个月，而他一共要在空间站住 6 个月，还有 120 多天要度过呢。

美国国家航空航天局经过研判，最终选择了让航天员自己给自己注射稀释血液的药物，同时地面通过货运飞船把口服抗血栓药运送到空间站。此外还指派专业医生对航天员进行指导，甚至还教他如何给自己颈部做 B 超。

整个疗程一共持续了 90 多天，最后血栓消失，航天员顺利回到地球，并且再也没有复发过。

第三，对于突发的严重或者紧急疾病，把航天员接回地面救治。

1982 年，苏联"礼炮七号"空间站上一名航天员突然肚子疼，疑似阑尾炎，疼得打滚。这在地球上只是个小毛病，但在太空中没人敢，也没人会给他做手术，只好紧急把他接回地球。

等这位航天员回来后，地球上的医生给他做了检查，发现他得的不是阑尾炎，而是前列腺炎。幸好没人敢给他做手术，否则很可能他的阑尾就白切了……

中国的"天和"核心舱是 2021 年 4 月份上天的，技术更成熟，医疗保障也更为全面。2011 年中国发射的"天宫一号"空间实验室，内部容积不过 15 立方米；"天和"核心舱却有 110 立方米的活动空间，在里边特地设置了医监医保区。

这里有无线生理信号检测装置，实时监测航天员的心跳、呼吸和体温；有睡眠监护仪，监测航天员的睡眠，并为其定期做睡眠质量评价；有动态心电监测仪，采集航天员常规心电、运动心电等多种信号；还有无创血液动力学监护仪，监测航天员各项血液参数。

不过终究没法派专业医生跟随上天，航天员需接受基本医疗技能训练，学着自己照顾自己。2021 年 8 月，在天和核心舱内的太空出差三人组就在镜头前相互抽血，将止血带绑在胳膊上，消毒后用针头和采血管完成采血，手法之娴熟不亚于地面的医护人员。

太空手术离我们远吗？

从"礼炮七号"时代到今天已经过去 40 多年了，太空医疗技术、医疗保障水平一直在进步。但在太空给航天员做手术的问题一直未得到解决。

在太空没法给航天员做手术的原因有很多，其中最不好克服的就是失重因素。就拿阑尾炎手术来说，如果是在地面上做，只要打开腹腔后一层一层地找到大肠末端即可。但在失重环境中，肠子并不会规规矩矩地等在原位，而是会四处飘浮；在失重中血液也会形成血滴到处漂，甚至附在手术器械上，这些都会遮挡手术医生的视线，对其工作构成干扰。

但技术总是在进步的。目前使用特制的工具，航天员们已经能在微重力环境下打开试验用大鼠的腹腔为其做手术，还能修复大鼠的尾巴。为了让这些技术能安全应用在航天员身上，多家实验室都在开发更新的技术。美国国家航空航天局就曾经评估过一个密闭系统，这个系统有一个透明的塑料顶棚，一端能罩在手术者手臂上，防止血液乱飞。但迄今为止，还没有一种相关技术能投入使用。

5 航天员在太空
遇险怎么办?

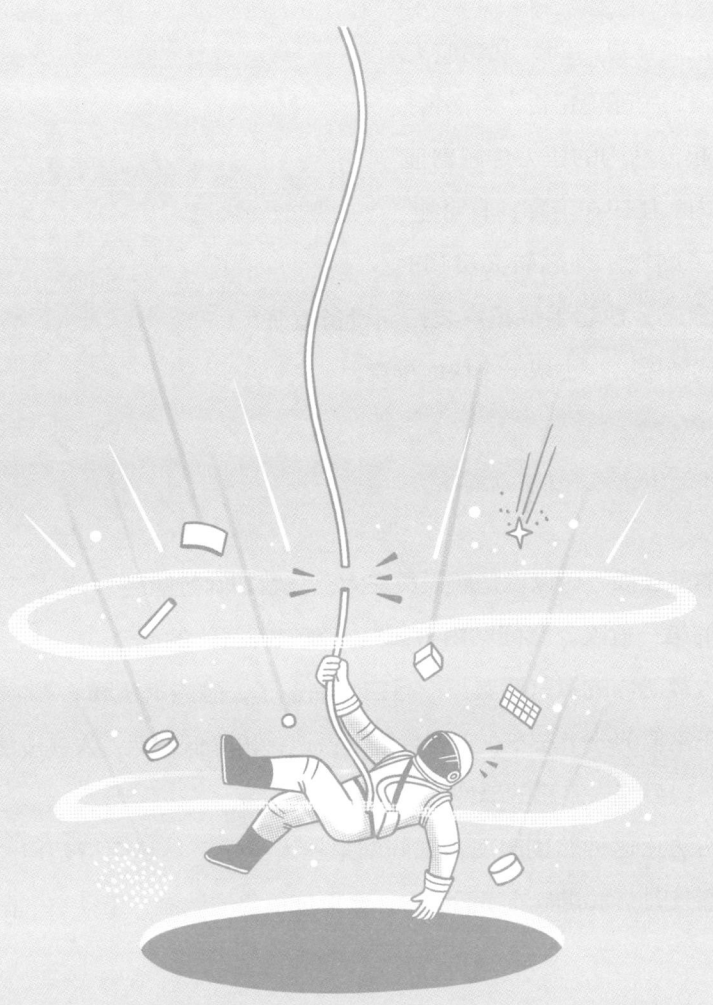

2018 年 8 月 29 日，国际空间站。

正值休息时间，几名航天员钻在睡袋里睡得正香。忽然警报声响起，站内的压力传感器显示舱内气压正在下降，有可能出现了漏气。几名航天员顿时睡意全无，抄起手持超声波扫描设备就开始扫描舱壁，一小块一小块地排查。

舱壁破损会有什么风险？

舱壁破损，可以说是航天员在太空驻留期间可能会遇到的第一危险。空间站内有氧气、氮气等气体的混合物，人靠舱内的氧气活着。一旦空气漏多了，舱内气压降低到正常值的一半左右，人就会陷入昏迷；再降低的话，人就没法呼吸，最后陷入窒息的境地。

为防止这种悲剧出现，空间站里一大标配工具是手持超声波仪。漏气时空气朝舱外喷涌而出，会形成很急的湍流，带动空气振动发出声波。在地球上也一样，如果有个不小的孔漏水漏气，人都能听到嘶嘶声，那就是湍流在作怪。

如果孔太小，振动频率就会超过两万赫兹，人耳就听不到了。不过人类发明了超声波扫描设备，拿着在舱壁旁晃一圈，设备感受到漏气孔的超声波就会发出"嘀嘀嘀"的报警声，离孔越近声音就越大。

泄漏点很快就被发现了，就在 2018 年 6 月来访的俄罗斯"联盟号"MS-09 飞船上。在这艘飞船的外壁上有一个直径约 1.5 毫米的洞，舱内空气就是从这里漏出去的。目前这艘飞船与国际空间站合体运行，等待着送下一批航天员回家，二者气压相通，所以一个漏气另一个也跑不了。别看就这么一个笔尖粗细的小孔，要是没有堵上的话，空气会在 18 天内漏完。

航天员们丝毫不敢怠慢。俄罗斯航天员先拿出一卷胶带，把这个洞简单补上；后来大家又找来环氧树脂和纱布，一起进行了密封加固。

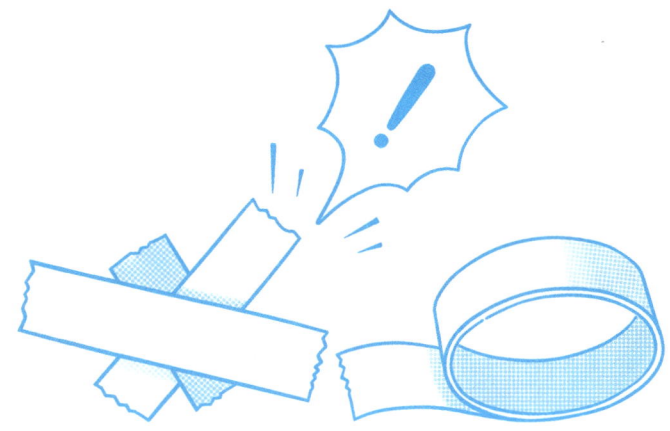

舱壁出现小洞，可不是光补上洞就完事了，得查清原因。是内部物体往外砸坏的，还是外部微陨石砸破舱壁导致的？如果是前者，那是什么物体砸的，控制起来没有？如果是后者，那更要检查舱内，看是不是有微陨石碎片进来，有没有砸到舱内重要设备？微陨石掉进来有没有变成粉末，会不会被航天员吸进去？

"联盟号"MS-09飞船出现小洞后，舱内航天员先猜测是微陨石袭击，然后把舱内检查了一遍，好在没有发现其他破损，也就没继续深究了。

但仅仅4天后，俄罗斯联邦航天局就放出爆炸性新闻：经过技术检验，基本确定飞船的小洞是由内往外，人为凿出的！甚至连作案工具都猜出来了，因为就在这个洞旁边两厘米处，有几道擦伤的痕迹，目测是电钻没拿稳碰到导致的。所以他们还戏谑了一番，说这一定是"一双颤抖的手"干的。

当年12月11日，俄罗斯航天员奥列格·科诺年科和谢尔盖·普罗科皮耶夫为检查这个小洞进行了一次出舱行走。根据科诺年科的描述，从外舱壁看来洞的周围有某些黑色和黄色的"毛茸茸的"沉积物，像是一只蜘蛛。航天员们用工具切开飞船外皮，从隔热层和微陨石保护层中取样，以便带回地球分析。

好在这个小孔出现在飞船的轨道舱部分，不影响返回舱的安全。接下来的日子风平浪静，"联盟号"MS-09飞船又与国际空间站合体运行了8天，直到12月19日带着3名航天员返回地球。

这艘飞船回到地球后就被封锁了起来，各路调查人员里里外外翻了好几遍，一定要查出那个直径约1.5毫米的洞究竟是怎么来的。

要说 MS 系列飞船也真是命运多舛。2022 年 12 月 15 日，停靠在国际空间站的"联盟号"MS-22 飞船也出问题了！北京时间早上 8:45，两名俄罗斯航天员披挂完毕，进入气闸舱准备出舱行走，结果服务推进舱的太阳能电池附近出现大量液体泄漏，而且一发不可收拾，喷出的液氨在太空的低温中凝成雪花翩翩飞舞。

液氨可是有腐蚀性的，两名航天员迅速取消出舱行走，操纵机械臂在安全距离拍了视频，又把视频传回地面。美俄专家通力合作，终于在电池框架根部的散热器上发现了一个直径 8 毫米的小孔，飞船冷却剂就这样通过这个小孔持续喷射了 3 小时，直到漏完为止。

这个 8 毫米宽的小孔究竟是怎么来的，美俄双方还都在调查。但能确定的是，冷却液漏光了，飞船的温度调节能力会大打折扣，在日晒与背阴温差可达 200 多摄氏度的太空中，其可靠性也会跟着打折。为确保安全，后来俄罗斯航天员乘坐另一艘 MS-23 飞船回了地球，这个 MS-22 成了备用船，于 2023 年 3 月 28 日安全着陆。在缺少冷却剂的情况下，飞船温度最高可能达到 50 摄氏度，但比科学家估计的最坏情况要好不少。

1.7 亿块垃圾，在太空中游荡

除了舱壁破损，对于空间站的航天员来说，人造太空垃圾也极其危险，人们当然不会刻意花钱把垃圾运到太空去，这些太空垃圾主要来源于各种退役或者损毁的航天器。比如有些卫星完成了服役周期，不再继续工作了，但还在轨道上飘荡；有些火箭在太空发生事故解体，抛洒出大量零件；甚至空间站航天员出舱行走时，不小心弄丢一个扳手、一颗螺丝，这些都会成为太空垃圾。

这些太空垃圾和卫星、空间站一样高速绕地球运动，相对于空间站的速度可到每小时 5 万千米以上，撞上空间站或者出舱的航天员就会"站"毁人亡。美国国家航空航天局曾在一次太空任务中发现，一团颜料碰撞到宇宙飞船的窗户，愣是在高强度的窗户表面砸出了 6 毫米深的凹陷。颜料只不过是液体，要是固体，窗户难逃被砸裂的厄运。

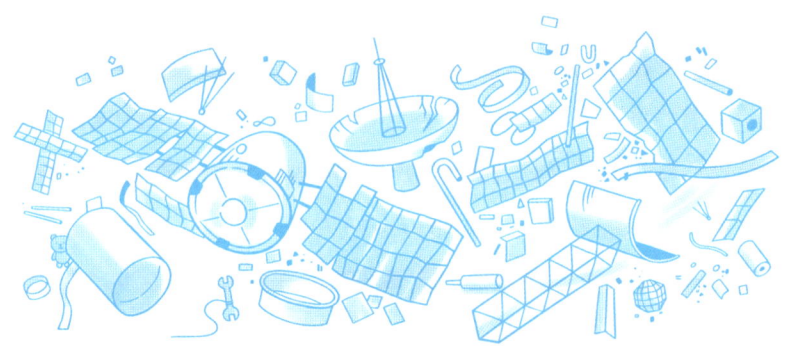

自 1957 年人类第一颗卫星上天以来，人类发射的卫星、火箭数以万计，留下的垃圾也不计其数。而且这些垃圾会形成恶性循环，两件太空垃圾一旦相撞，可能会碎成更多块进而产生更多太空垃圾，数量越多，相撞的可能性又会越大。

早在 1978 年，美国国家航空航天局科学家唐纳德·凯斯勒就预测，如果一片区域内的太空垃圾太多，就可能发生链式撞击反应，产生的碎片将充满那块空间，这里就再也没法发射卫星和火箭了。

这一预言被称作凯斯勒综合征，幸好还没有成真，但现在的太空已经成了这么一幅图像：

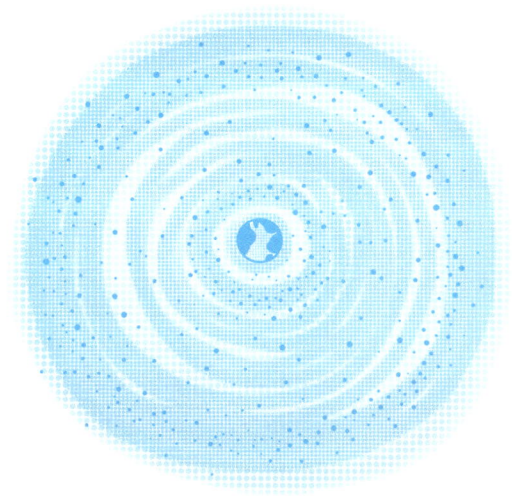

这些密密麻麻的小点中，95% 都是太空垃圾！

根据尺寸大小，人造太空垃圾大概分成三类：

（1）直径 10 厘米以上的碎块，块头大、撞起来疼，对航天器威胁很大。其中马斯克旗下 SpaceX 公司在 2015 年发射的一枚火箭就成为其中较大的碎块，这枚火箭送完卫星就耗完动力，没法再返回地球，于是拖着 4 吨重的躯体，以每小时 9288 千米的速度在太空游荡，直到 2022 年 3 月撞在月球上。好在这些碎块大部分已经被编号监测起来，人类惹不起至少还躲得起。

（2）直径 1 厘米以下的小碎块实在没有办法一个个监测起来了，好在它们的体积比较小，撞上空间站和卫星的危害没那么大。

（3）1到10厘米的这些碎块数量众多，没法一对一监测，同时又有一定质量，发生撞击的后果严重，所以是太空垃圾中最让人胆寒的那一类。

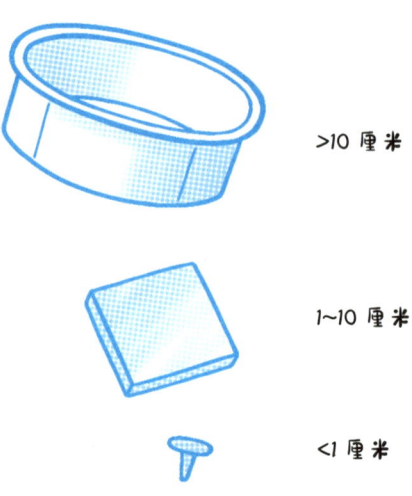

>10 厘米

1~10 厘米

<1 厘米

为对付这些太空垃圾，人类想出了各种办法：有想用磁铁飞上去吸的，有想拉个网兜一网打尽的，还有想用激光枪一个个瞄准后烧成气体的。但无论哪种设想，现在都还不是很成熟，所以航天员也只能多注意避让。

2015年7月，就有一块编号为"36912"的，盘子大小的太空垃圾接近国际空间站，非常危险，国际空间站仅能凭运气与"36912"号太空垃圾在几千米外擦肩而过。

卫星、火箭残骸本身并不是垃圾，但它们完成任务后还留存在太空，可能会与今天的航天器有碰撞风险。1970年4月24日，中国第一颗人造卫星"东方红一号"成功发射，圆满完成任务后失效。50多年来，这颗卫星始终在天上运行。2022年4月24日，值其生日之际，还有人通过长焦镜头捕捉到这颗卫星与中国空间站的世纪同框照。

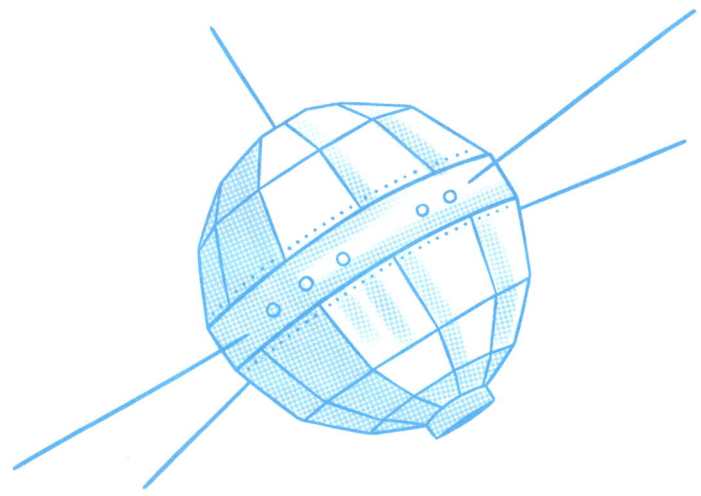

毒气泄漏，分分钟要命

就算没有被砸到漏气，空间站内一旦出现有毒气体会更麻烦。

2006 年 9 月 18 日早 7 点，国际空间站忽然响起一阵刺耳的警报声。站内烟雾弥漫，随之而来的还有阵阵刺鼻的气味。

3 名航天员不敢怠慢，在地面传来的指令下加紧戴上面罩、护目镜和防护手套，迅速关闭掉出事的舱内通风系统，防止有毒气体扩散，然后才敢开始检查。他们很快锁定了目标，原来是一部制氧机出现故障，有个橡胶垫圈过热熔化，烟雾就是它制造出来的。

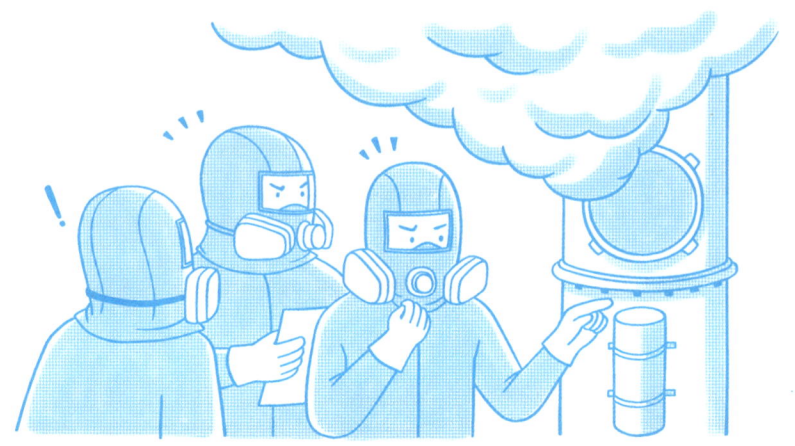

　　这可不得了。垫圈是用来密封高压密闭罐的，失效就会导致罐子发生泄漏，那里边储存的可是危险的氢氧化钾。这种化合物具有强腐蚀性，与人体皮肤接触后会导致组织坏死，而且还能向周边渗透，沾上一小滴就损伤一大片，毛发、指甲，甚至软骨都能被腐蚀掉。如果被吸入呼吸道就更不得了，氢氧化钾溶于水后大量放热，在呼吸道内会造成强烈的刺激甚至灼伤。

　　但氢氧化钾有个功能，能提高水的电解性，所以在工业上被用来制造氧气。可是，装满用于制造氧气的氢氧化钾的国际空间站密封罐，这会儿却正在源源不断地释放毒气……

　　这是人类进入太空以来，唯一一次有毒气体泄漏事故，好在航天员们处变不惊，清除了泄漏的氢氧化钾，并用活性炭吸附了有毒气体。

　　其实这次事故本可避免。早在事故发生前，地面控制中心就发现没法远程启动这部制氧机。但地面控制中心没有重视，仅让航天员手动重启试试；幸运的是，泄漏事故没给航天员带来实质性伤害。经历过这次事故后，各国对待空间站里的机器故障的态度有了质的提升。

提心吊胆进行带电作业

2007 年 10 月 30 日，由于国际空间站的太阳能电池板即将到期，于是派了两名航天员出舱打算换新装置。但在安装过程中，航天员发现其中一块板上有两条裂缝。

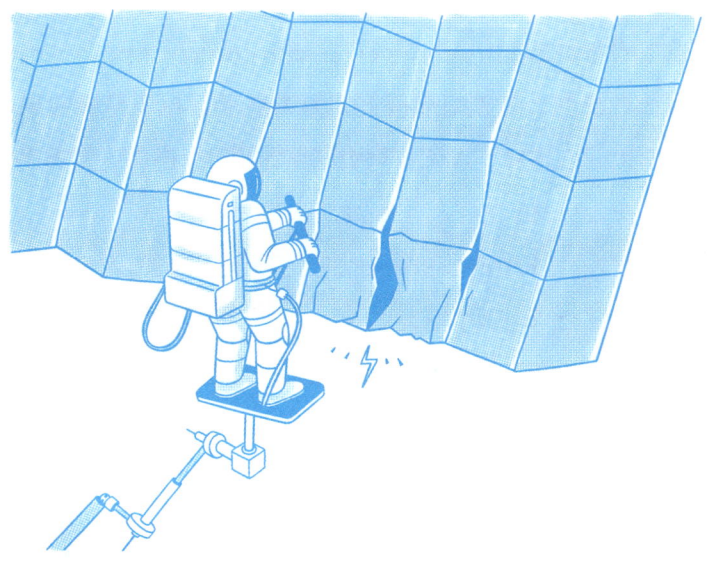

虽然不清楚为什么会有裂缝，但应对这种情况也并不是很难。太阳能电池板常年在舱外经历日晒，被陨石碎片击中就会有点损坏，所以空间站备有一套能用来修补的扣链，航天员只需要飞到破

损处，在首尾各打几个孔，再把扣链固定上即可。这技术不复杂，几十年前乡间还有锔碗锔桶的，用的也是这套手艺，打几个孔，再用金属片固定上勒紧。

但这时他们遇到了两难的局面。按操作规程，出舱维修属于重要作业，为保证航天员的安全，得先切断故障设备的电源才能开始；但太阳能电池板是空间站的主要供电部件，空间站 97% 的用电都靠这套电池板提供。制氧机、通风换气系统、地面通信联络系统等都得 24 小时运转，需要持续用电。所以当初设计的时候，根本就没有给太阳能电池板设置断电装置……

也正因为如此，出舱的航天员只能带电作业。换过灯的人都知道这有多危险。太阳能电池板上的电压是 110 伏，是家庭用电的一半，但也远远超过了人体安全电压（36 伏），碰一下完全可能当场休克，在太空出舱的条件下很难得到及时救援。

除此之外，还有可能动作失控把工具甩出去，很容易把航天服弄坏，甚至把空间站砸个窟窿。

跟家里换顶灯不一样的是，这块太阳能电池板展开后长度超过 70 米，两条裂缝加起来超过 1 米长，距离舱门 50 米左右，为了安全只能把一名航天员帕拉金斯基固定在机械臂上，另一名航天员惠洛克在舱内操作把对方运送过去。

为防止触电，帕拉金斯基把所有的工具都缠了三层绝缘胶带，又在自己的航天服手套外边多套了一层手套，这就大大增加了操作的难度。地面控制中心人员目睹了全程，后来有人形容说，他当时简直是在"戴着拳击手套缝衣服"。

就这样，航天员在离舱门半个足球场的地方，被固定在机械臂上、戴着双层手套带电操作了 7 小时 19 分钟，总算修复了太阳能电池板，自己也安然回到舱内。

失重的危险：空中乱飞的家具

除了空气泄漏、有毒气体渗出，以及被陨石砸到之类的风险，航天员在舱内还面临一项可能性：被各种家具结结实实地砸到。

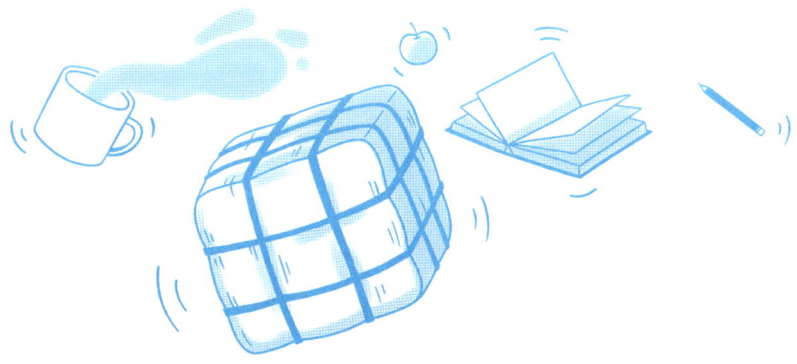

没飞过天的人看空间站视频时，总会对失重特别感兴趣。失重环境下食物会乱飞，平时在碗里吃的饭只能从瓶子里、袋子里吃；本来只能躺着睡觉的航天员，在空间站随便怎么睡都行；本来只能老老实实待在地上的桌椅，在空间站里都飞在半空中，一推就跑，看起来就觉得新鲜，但待久了就会发现很危险。在失重环境中，人们可以轻易推动大质量的物体，被大质量物体撞到的风险也比地球上高出不少。

更重要的是，失重给了大家一种美好的错觉，以为它们变轻了。其实这些大家伙只是地球吸引力被抵消了，本身质量并没有变化，砸到人身上还是会造成结结实实的伤害。

在失重下，水珠没法像在地球上那样凝结起来，而是会到处乱飞，飞着飞着还会散成更小的水珠。这些小水珠可能钻进航天员的鼻孔里、耳朵里甚至眼睛里，那可一点都不舒服。

所以航天员并不喜欢失重的感觉。刘慈欣在《三体》中就描述过，人类如果进入了可以轻易去外太空的时代，反而会开始怀念地球上的重力。

6 "太空战袍"有多厉害?

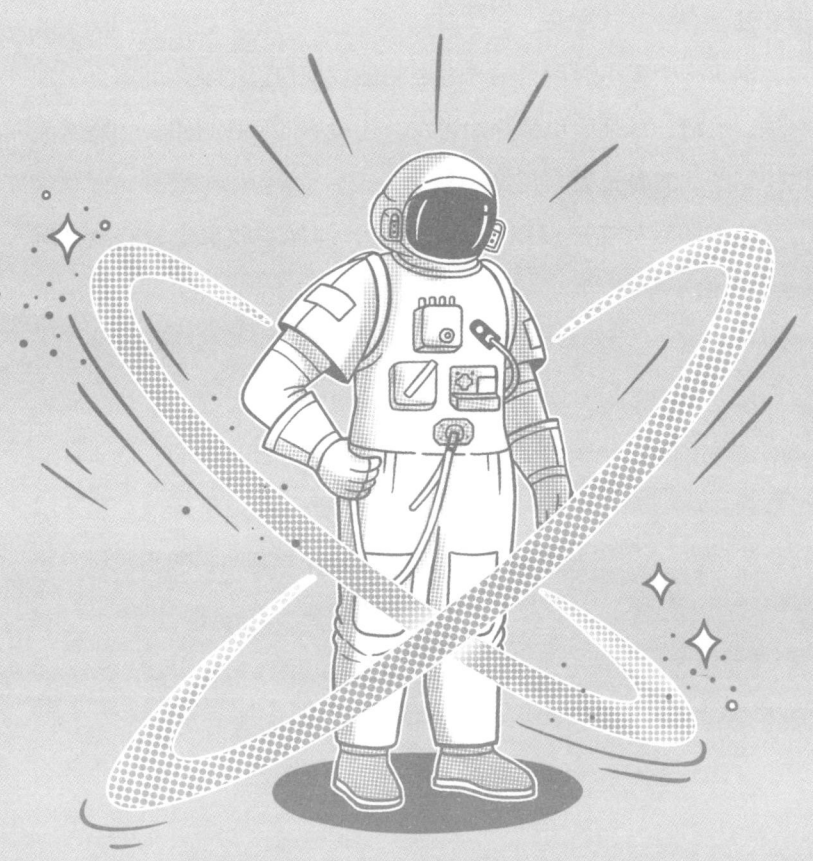

2013 年 7 月 16 日，意大利航天员卢卡·帕米塔诺要从国际空间站出舱进行太空行走。帕米塔诺早已经过多次演练，他在点缀着星光的太空中自信地向前飘去，空间站里的航天员们开始为他暗暗鼓劲。

飘了一个多小时后，帕米塔诺忽然发现自己的头盔面罩上出现水珠，眼睛、耳朵里也都开始进水。还没等他反应过来，一股水流也冲到了他的鼻孔里。

帕米塔诺其实还没飘到预定地点，但他不敢拿生命安全开玩

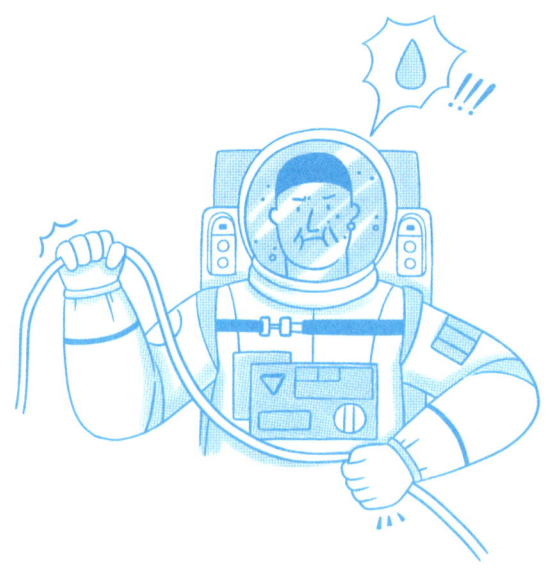

笑,只好立刻返回。这段返程之路飘得无比艰辛,因为他眼前都是水,看不到路;耳朵里有水,听不清同事们的声音;最要命的是鼻子里也进了水,他几乎没法呼吸也没法开口呼救……那感觉跟溺水有点类似。

关键时刻,帕米塔诺在国际空间站平时的训练功底发挥了作用,他拽着安全绳往来时的方向飘,终于飘回了舱内。回到空间站后,大家急切地帮他取下头盔,才算把他救下来。据当场估算,他头盔里的水差不多有 1~1.5 升。

一套航天服,内置多套系统

头盔里怎么会有水呢?

这要从航天服的作用与结构讲起了。太空是一个真空的世界,没有空气,因此为了确保航天员的舒适和安全,航天服得做全密封,以确保空气的正常循环以及气压稳定,让航天员不至于感到胸闷、喘不过气来。

太空中的温度很低,零下一百多摄氏度是常态,所以这套全密封的大家伙得内置温控系统,隔热性还得足够好。

太空还随时可能有陨石飞过来,所以航天服得够坚硬,可以保护航天员不被砸伤;还得防辐射,防止航天员受到宇宙射线的伤害。

所以航天服最外层的基础就是个大硬壳子,关节处能动,由特制玻璃纤维混合材料制成,挡住一般的小陨石和宇宙射线不在话下。

在这个基础上，航天员需要看清楚自己的方位，所以这个硬壳上需要一个透明的面罩。这个面罩采用优良树脂材料制成，外边还要镀一层薄薄的金，好把宇宙的紫外线反射回去，防止航天员被灼伤。大家看到的照片里，航天员面罩发金光，就是这个原理。

航天员在舱外活动，别的部位都可以基本固定，但手是一定要解放出来的。所以航天服的手部是特制的可以活动的手套，里边还带有加热器，防止指尖被冻伤。

此外，航天员经常一出舱就是几个小时，可能有方便需求，所以外层航天服上设计有储尿袋，里边装的是成人用的大号尿不湿。

就这样，一个大硬壳加上面罩、手套、尿袋，航天服的最外层就成型了。

外层之下，是紧贴着航天员身体的通风服。通风服里有各种管道。这些管道中有一部分是连接生命支持系统的，主要作用是送来氧气、抽走二氧化碳。大家看照片时，有没有注意到航天员背上都有个像背包似的四方块？生命支持系统就在那个四方块里，这里装了将近 1.5 千克的氢氧化锂，航天员呼吸产生的二氧化碳被传输到这里与之发生反应，产生的氧气又被传输到航天服内，保证航天员在舱外也有足够的氧气呼吸。

这套生命支持系统还自带监测功能，一旦测量到航天员生理指标出现异常，或者航天服气压等数据不稳时，就会自动报警。

剩下的管子大多是运水用的。有些负责给航天员输送饮用水，直接送到航天员嘴边；有些负责抽走航天员的汗水，保证航天员身

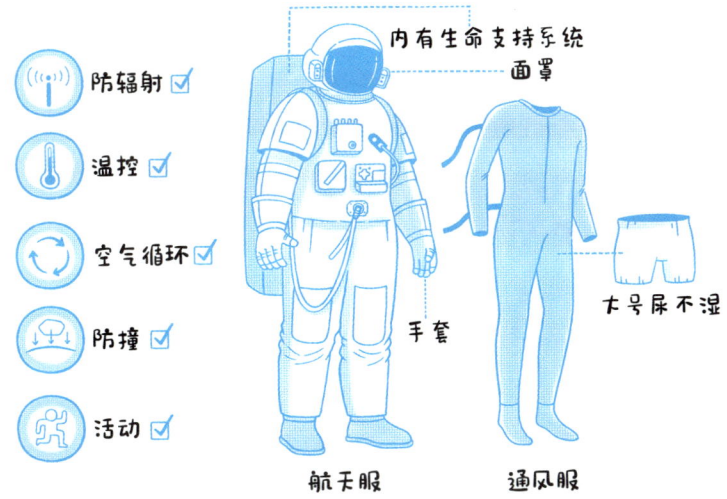

防辐射 ☑
温控 ☑
空气循环 ☑
防撞 ☑
活动 ☑

内有生命支持系统
面罩
手套
大号尿不湿

航天服　　　通风服

上清爽干燥；还有些负责流动以带来热量，保证航天服内部大致恒温。别看航天服也就一个人大小，这些管道加起来总长度接近百米。

不过，管道多了就容易出问题，一百米长的管道中，有一处断裂，航天员就可能处在危险之中。帕米塔诺头盔里的水就是一根管子断裂造成的，而在接下来的几年里，这种管道漏水事故一再发生：2015 年 2 月，一名美国航天员出舱行走时发现头盔内有水，好在水量不大，所以他坚持走完了全程；2016 年 1 月，两名航天员出舱更换出故障的电力设备，也发现头盔漏水；2022 年 3 月，两名航天员出舱安装散热器和高清摄像头，回去后也发现头盔漏水。

想想头被闷在一罐子水中的感觉，那是一种近乎窒息的压抑感吧！

在太空不穿航天服会怎样？联盟 11 号的悲剧

航天服结构如此复杂，那航天员如果不穿航天服出舱会出现什么情况呢？

没有人敢拿活人做实验，所以至今没有这方面的真实记录。但2019 年上映的科幻剧《爱、死亡与机器人》对此有个幻想，堪称名场面：

一位女航天员出飞船维修设备，却被一颗螺丝钉砸穿了航天服，女航天员失控开始飘向外太空。眼看着氧气即将耗尽，自己却与飞船渐行渐远，她做出了一个痛苦的决定：把左臂勒紧，然后卸下了航天服的左臂部分。

在零下一百多摄氏度的低温中，她的手臂瞬间变成了冰棍。

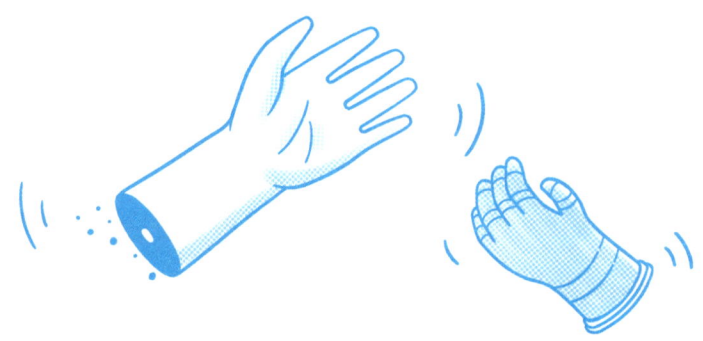

她忍着痛苦，拼命把拆下来的航天服袖子往外边扔了出去，想借着反作用力把自己弹回舱内。她确实如愿往回飘了，但航天手套有点滑，她没能抓住飞船外的把手，与生存的希望失之交臂。

看着自己再度飘远，她看了看自己冻僵的左臂，干脆把左臂横在膝盖上,右手扯住用力一掰,只见冻得发脆的左臂被她硬生生掰了下来。她按照刚才扔航天服袖子的方式扔出了她的左臂。

她终于成功了。镜头再度切换时,她已经在飞船舱内驾驶室中,脸色苍白,空悬的左臂处打着绷带。她失去了左臂,但活了下来。

这段科幻短剧的标题就叫《帮手》,字面意义上的"帮了大忙的手"。谢天谢地,这个骇人的场景至少到现在还没有发生过,但如果真有航天员敢在太空中脱下航天服,冻僵的一定不只是手臂。

人是恒温动物,体内源源不断地产生热量,又通过皮肤等器官持续散发出去,从而维持一个基本恒定的温度。人体的正常温度在 36.5 摄氏度左右,随着地点、季节、气候等因素的不同而有所不同。夏天我们觉得炎热,是因为外部气温高,给我们身体里传输热量;冬天我们感到寒冷,是因为环境温度低,我们一直在丧失热量。有时候我们发热也会感觉冷,就是因为体温与气温差别更大,加速了热量丧失的过程。

一般来说,当气温低于 10 摄氏度时,人不穿衣服会感到有丝丝寒意;当气温低于 0 摄氏度时,人赤身裸体就会感到很冷;当气温低到 -50 摄氏度时,人很快就会因为失温而昏厥过去。

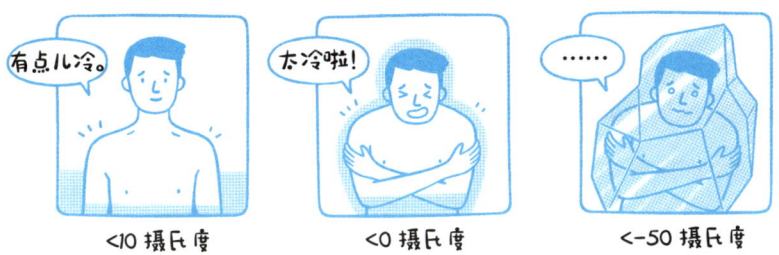

在远离一切恒星、行星等热源的宇宙深处，宇宙的温度可看作宇宙微波背景辐射温度 2.725 开尔文，约等于 -270 摄氏度，在这个温度下，人的胳膊一下变成冰棍是再正常不过的。不过现阶段人类在宇宙中的活动范围都伴随着太阳、地球等大热源，想要让胳膊瞬间冻硬也不是那么容易。

除了温度之外，真空对人体来说也是个要命的事。我们生活中做饭用的高压锅，煮饭更快，焖肉更香，原理在于水的沸点跟环境的气压有关系，气压越高水的沸点就越高。高压锅里的气压高于标准大气压，锅内水的沸点高于 100 摄氏度，也就能把食物更快煮熟并煮得更烂、更软。

相反，气压越低水的沸点越低。去西藏旅游一圈就明白了，高原上空气稀薄气压低，在珠穆朗玛峰上，水加热到 72 摄氏度就沸腾了，泡茶都泡不开，煮饭也容易夹生。

太空中几乎没有空气，水的沸点是很低的。有人猜测，航天员不穿航天服进入太空的话，体液会迅速沸腾。如果这种猜测为真的话，那么，一边是体液沸腾，另一边身体外层又会在低温下冻成冰棍，因此，不穿航天服后果会很严重……

1965 年，美国国家航空航天局发布了一份把黑猩猩暴露在接近真空的低压环境中的实验报告，把 8 只黑猩猩放在充满纯氧的密封室内，然后在 0.8 秒内将气压从 179 毫米汞柱降低到 2 毫米汞柱，分别持续 5~150 秒，再观察黑猩猩们的反应，结果发现黑猩猩基本都恢复了，后续脑电图测试也没发现什么太大的异常。在真空中待了这么久，至少黑猩猩们的体液没有沸腾嘛！

1971 年 4 月 19 日，苏联发射了"礼炮号"空间站，这是人类有史以来第一座空间站。同年 6 月 6 日，苏联发射"联盟 11 号"飞船，随行的 3 名航天员在"礼炮号"上生活了 23 天后启程返回地球。

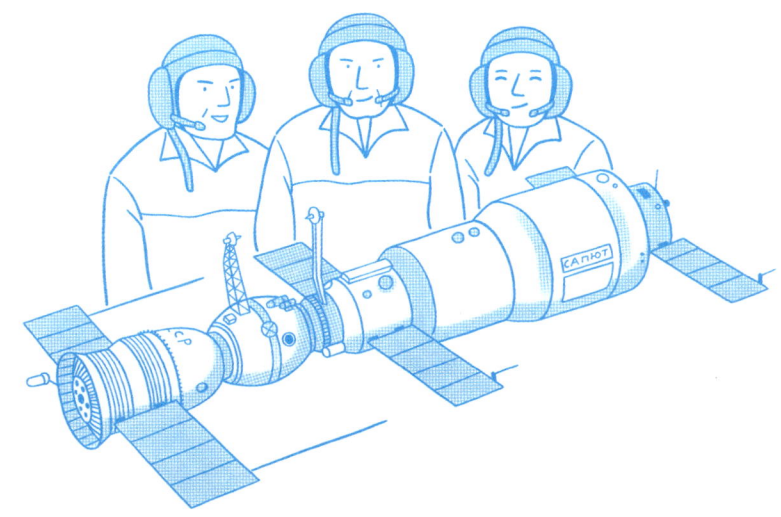

但在返回舱与轨道舱分离并再入大气层的时候出现了意外，一个阀门被分离过程中产生的震动震开，空气快速从裂口中泄漏出去，短短 34 秒内整个返回舱内就已经接近真空。

总共不过 40 秒，飞行数据记录器中的生物传感器已经显示航天员不再有生命迹象。

最终"联盟 11 号"按预定程序顺利降落在预定降落场，但人们打开舱盖时只看到了 3 名航天员的尸体。如果当时 3 名航天员穿了航天服，或许还有生还的可能，当然这种希望也很渺茫。至于这 3 名航天员的死因，苏联官方没有详述，外界有各种各样的猜测，但无论如何有一点能够确定，那就是在太空中不穿航天服真的会要命。

更重要的是，"联盟 11 号"座舱设计过于狭窄，航天员只能脱掉航天服才能挤进座舱里。从那以后，各国航天界纷纷定下规矩，无论是出发还是返回，在太空飞船里一定要穿航天服。

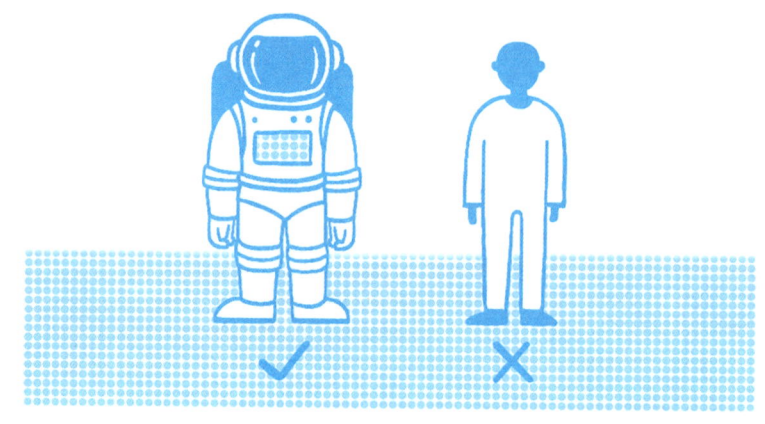

航天，航宇，宇航，穿的衣服一样吗？

在汉语语境中，我们称在海上航行为"航海"，这一术语有着悠久的历史。随着时代的进步，当我们的祖先在清朝时期首次目睹热气球载人升空时，他们开始称之为"航空"，以标志人类能够在空中旅行的能力。随着火箭的发明，人类突破大气层进入浩渺的宇宙进行航行，这一过程被称为"宇航"。

然而，与航海和航空相比，宇航的范畴要广泛得多。在 1980年，《宇宙学报》创刊之际，著名科学家钱学森提出了宇航的两个阶段细分概念。他指出，第一个阶段是冲出大气层但在太阳系内活动的"航天"，而第二个阶段则是飞出太阳系，探索整个银河系乃至更遥远宇宙的"航宇"。

在服装方面，一般而言，"航天服"和"宇航服"的称呼在日常使用中很少加以区分。在本书中，我们采用"航天服"的说法是因为它涉及更具体的领域，并且与"航天员"这个称谓相匹配。不过，即便都是航天，实际上还可以进一步细分为火箭上天，在地球轨道上的空间站居住，以及访问月球等多个阶段，而月球显然不是人类探索宇宙的终极目标。

在 2024 年 4 月 24 日举行的中国航天大会主论坛上，中国工程院院士、中国探月工程总设计师吴伟仁表示，我国计划于 2030 年前后发射"天问三号"探测器，实施火星采样返回的任务。美国国家航空航天局则早已宣布，将在 21 世纪 30 年代把人送到火星上去。

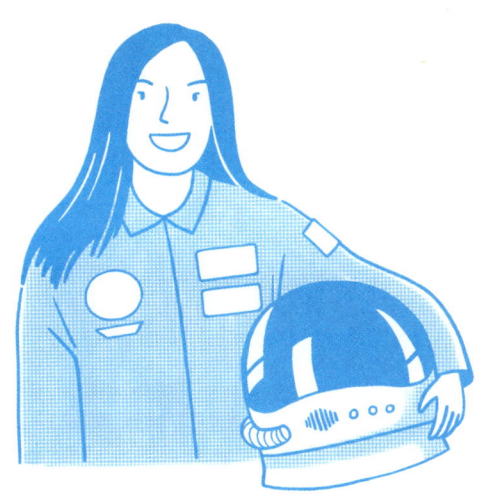

从本质上来说，去火星的航天员穿的航天服和空间站航天员穿的航天服依然类似，都是供氧恒温防辐射的大罩子，但火星的环境与空间站还是有很大不同。首先，太空中尘埃很少，火星上却有土壤又十分干燥，所以火星航天服需要额外增加防尘功能。特别是胳膊肘、膝盖等需要活动的关节处，航天服需要安装防尘盖。

其次，绕地球飞行的航天员绝大部分时间都待在空间站里，出舱行走只占很小一部分时间，但火星航天员不能一直待在火星基地里，需要经常出去走走，探测火星地形。所以火星航天服的防辐射性能要十分出色，不能一遇到辐射就快速降解。

所以北京时间 2021 年 2 月 19 日，美国"毅力号"探测器在火星表面降落时，就携带了 5 小块航天服材料样品，测试这些材料能否在火星的严酷条件下经受住考验，好给要去火星的航天员们做身合适的衣服。

这 5 种材料大致如下：

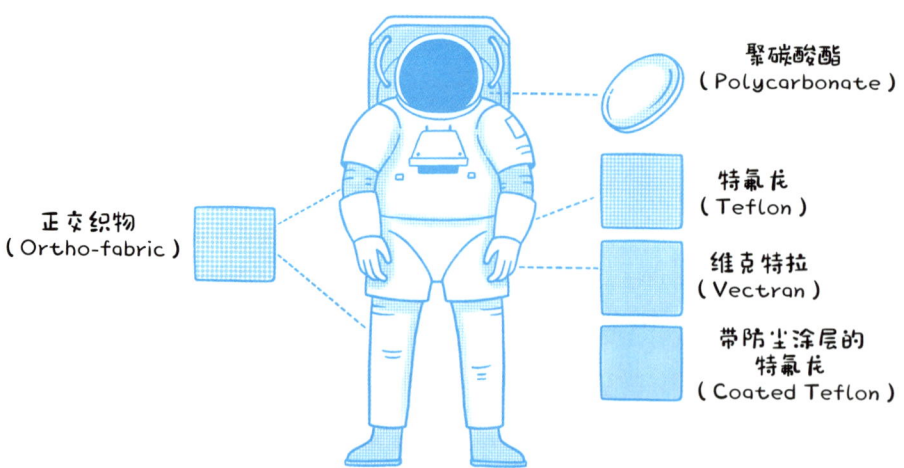

聚碳酸酯（Polycarbonate）

特氟龙（Teflon）

维克特拉（Vectran）

带防尘涂层的特氟龙（Coated Teflon）

正交织物（Ortho-fabric）

（1）维克特拉 (Vectran)，是聚芳酯纤维的一种，主要通过熔融聚合纺丝法获得。这种纤维具有极好的防切割性能，在空间站里就用来做航天服的手套部分，防止航天员的手套被锋利的外边缘割伤。

（2）正交织物 (Ortho-Fabric)，是一种三层合在一起的材料，通常被用于航天服外层。这三层又包括防火纤维诺梅克斯 (Nomex)，主要用来阻燃；以发明团队美国戈尔公司命名的戈尔特斯 (Gore-Tex)，这种材料既防水又透气；以制造公司命名的凯夫拉 (Kevlar)，是防弹衣的常见材料。

（3）聚碳酸酯 (Polycarbonate)，透明的高分子材料，主要特性是不易破碎，哪怕受到高强度冲击也只会完全变形。传统的航天服面罩、护目镜都需要用到这种材料，将其用于球形头盔和护目镜中能帮助降低紫外线强度。它有一个好处就是不会破碎，如果受到冲击，它不会破裂碎开而是会弯曲变形，并且依然保有良好的光学性能。

（4）特氟龙 (Teflon)，学名聚四氟乙烯，是航天服的常见材料，也是不粘锅内部涂层的主要成分，特点是十分光滑，不容易被撕裂，主要用在航天员防护手套和手套的背面。

（5）带防尘涂层的特氟龙 (Coated Teflon)，主要是为了防止火星的尘埃。

这些材料其实传统航天服都有，但火星探测器将它们暴露在火星的严酷环境中，看它们能不能经受住沙尘与长期强辐射的考验。

放眼整个太阳系，火星的考验还只是第一步。

金星表面极热，温度超过 400 摄氏度，同时气压达到地球的92 倍。如果将来人类在此登陆，那航天服一定得有超强的制冷、抗压效果，防止人被热死、压扁。

冥王星表面极冷，温度低于 –200 摄氏度，大气中的氧、氮都成了固体。如果将来人类在此登陆，那航天服一定得有强大的保暖性能，防止人被冻成冰棍。

水星表面白天极热、夜间极冷，白天最热超过 400 摄氏度，夜间最冷可达 –170 摄氏度。如果几百年后人类能够在这里登陆，那时的航天服不仅得兼具金星和冥王星航天服的控温效果，所用材料还得特别注意，热胀冷缩效应必须压缩到最小，否则几个昼夜过去就变形了。

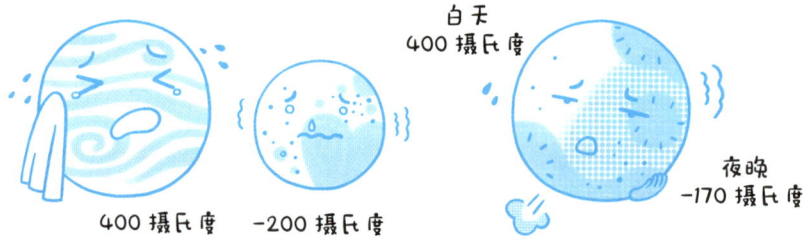

迄今为止，在我们生存的这个宇宙中发现了 4000 多颗太阳系外行星，不同行星上的环境千差万别，等将来的人类一一探索时，所制作的宇航服需要的技术已经不是今天能想象到的了。

7 距离**移民火星**，
还有多远？

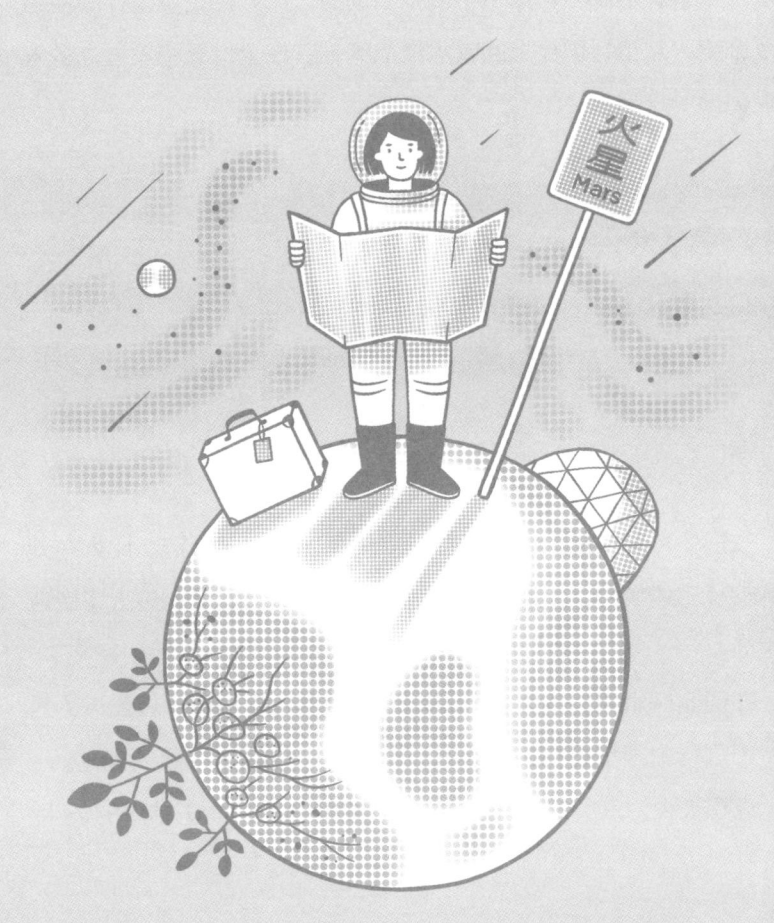

2015 年，科幻电影《火星救援》上映，讲述了一位航天员因为事故而被孤身一人留在火星，成功撑到救援队到达把他带回地球的求生故事。这部电影诞生了很多名场面，比如往土壤里拌粪便给土豆施肥、从塑料顶棚上回收水浇地等，曾在全世界引发过众多人的模仿。

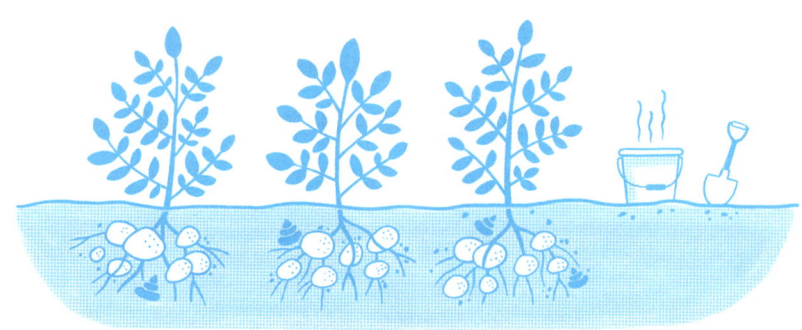

在很多科幻作品中，火星都是人类第二家园的首选。比如在刘慈欣的《三体》中，人类就在火星上建立起了聚居区，过上了惬意的生活。

在现实探索中，人类也把长期移居火星当作一个比较靠谱的目标。美国与中国都有在 21 世纪 30 年代送航天员去火星的规划。

火星被视为人类第二家园首选，得益于其自身得天独厚的条件。

适合人类长期生存的星球基本需要满足以下几项条件：

有能支持呼吸的大气。人类航天员要长期生活在一颗星球上，就不能一直待在密闭基地里，星球本身的大气是必需品。

有适宜的温度。不能太热或太冷，把人类烤熟或者冻成冰棍的温度都不行。

有可饮用的水。水是生命之源，总不能喝点水还得从地球千里迢迢运过去吧！

有能支持作物生长的土壤。毕竟长期生存就得吃饭，不能光等着地球发"星际快递"补充食物。

有了这些条件，才能形成一个自给自足的小生态圈，而这些条件火星基本都有。

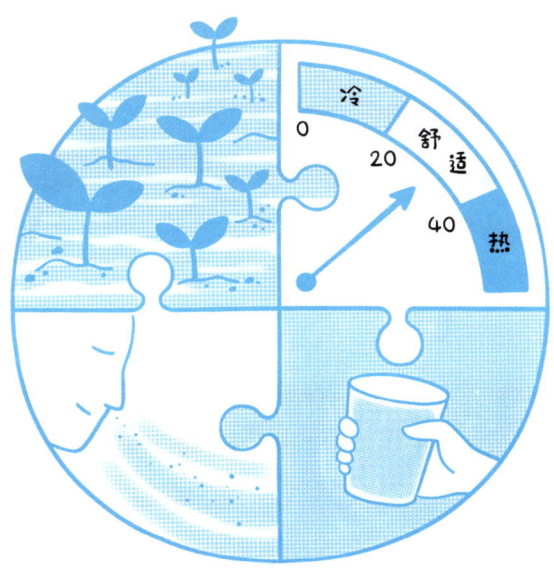

火星优势之一：有稳定的大气

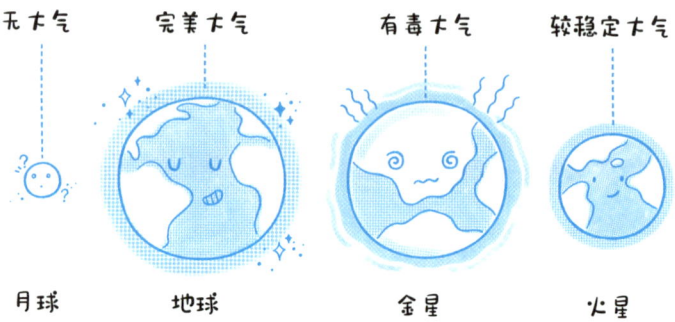

无大气　　完美大气　　　有毒大气　　较稳定大气

月球　　　地球　　　　　金星　　　　火星

火星的表面覆盖着一层大气，虽然密度和压强都不到地球的百分之一，但这意味着无限的可能。有大气就能保住水，火星里的水冰可以变成气体升到高空形成云层；有大气就有风，风携带着大量尘埃席卷全火星，塑造了火星的地貌，也促进了火星表面的物质流动。

相比之下，月球的个头实在太小了，引力只有地球的六分之一，表面留不住任何大气。没有大气也就没有风化作用，在月球表面放个东西，只要不被陨石砸中，几千年过去都可能没啥变化。

金星虽然拥有大气层，但呈极强的酸性，其中包含一个浓密的硫酸云层，探测器从中穿过会被强烈腐蚀；金星的大气压强更是高达地球的 92 倍，相当于 1000 米高的水柱压在人身上；而且这大气产生了极其严重的温室效应，导致金星表面温度超过了 460 摄氏度，即使是铅条放置在这样的环境中也会被融化。

金星不仅不是遍地黄金，反而更像是地狱般的存在。

火星优势之二：温度不至于太离谱

与金星表面 460 摄氏度比起来，火星的温度要温和得多，最高为 20 多摄氏度、最低温度约为 −100 摄氏度。这当然跟地球没法比，但已经是地外行星中最适合人类的温度了。

人类还可以往火星土壤下边挖，挖不了太深就会有一个恒温层，温度在零摄氏度左右。所以将来人类定居火星的话，更有可能是住在地下或者半地下。

有环境学者认为，如果人类放任大气中二氧化碳浓度持续升高形成恶性循环的话，地球环境是有可能向金星看齐的。

火星优势之三：有水

早在 2005 年，美国科学家就根据火星勘测轨道卫星传回的影像和数据，发现火星上有深埋的冰层。2019 年，卫星又发现火星北极土壤下 1.5 千米处有大量水冰。

有了冰就为人类取水提供了可能。100 年后，定居火星的航天员就有可能带个小铲子、小桶去冰河那里挖几块冰，然后带回基地化开做饭，烟火气十足。

想想还蛮期待呢。

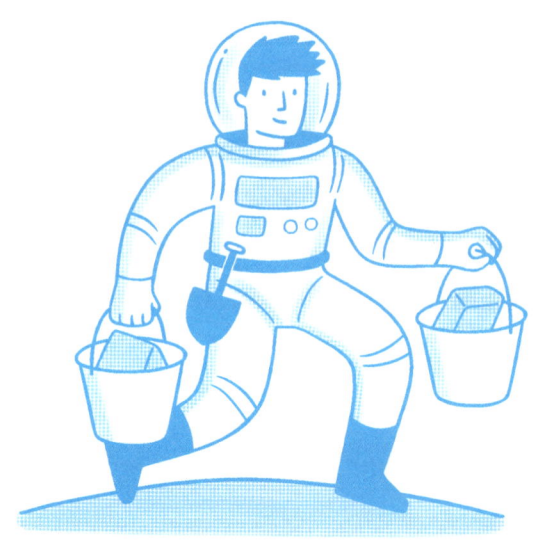

火星优势之四：有土壤

火星土壤的形成是一个复杂的过程，但主要是通过岩石的风化、火山活动和陨石撞击等自然过程形成的。这些过程会将岩石破碎成小块和微粒，最终形成火星上的土壤。

1975 年，美国火星探测器"海盗一号"在火星上着陆，对火星土壤进行了取样分析，发现其呈弱碱性，含有生命所必需的钠、镁、钾等成分，但成分与地球有较大差别。特别是含硫量为地球的 100 倍，含铁量竟然达到 18% 以上，导致火星表面呈赤红色。

甚至人类在地球上观测时，也能看到火星泛红色，古代中国人就是据此给火星命名为"火"；英语里管火星叫"Mars"，来源于西方神话认为火星是战神，也与其红色的外表有关。

火星优势之五：重力情况更符合人类生理舒适度

除这些生命支持因素之外，火星还有一些优势值得一提。比如火星表面的重力加速度为 3.72 米 / 秒^2，是地球的 2/5 左右，人在上边能体会到身轻如燕的感觉，但又没有小到吓人的地步。

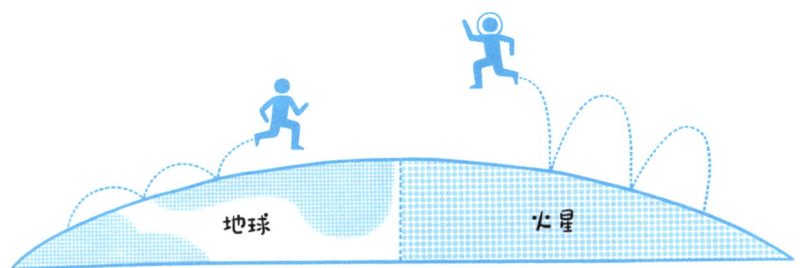

相比天文学家们在距离地球 560 光年处找到的开普勒 10C 类地行星，要论宜居性，火星显然更有优势。开普勒 10C 体积是地球的 17 倍，质量是地球的 17.2 倍，表面重力加速度是地球的 3 倍左右。人类如果生活在这颗星球上，就会感觉到脚下的土地对自己的引力大很多，仿佛总有只隐形的巨手把自己往下拖拽，让人们时刻承受着类似航天员过载训练的沉重负担。相比之下，身轻如燕已是难得的解脱，就别奢求拥有跟地球一样的重力加速度了。

但火星仅是一颗类地星球，其具有的所有这些条件都离人类宜居的标准相差甚远。事实上，以上提到的火星宜居的特性并不具有绝对优势。

火星劣势之一：大气中氧气很少，大部分是二氧化碳

据火星探测器测量结果，火星大气的大致成分如下：

95％的二氧化碳（CO_2），2.6％的氮气（N_2），1.9％的氩气（Ar），0.16％的氧气（O_2），和0.06％的一氧化碳（CO）。

二氧化碳是人类的天敌，其浓度达到0.5％时就足以让人昏昏欲睡，95％的二氧化碳浓度对人来说是致命的。而且这些二氧化碳不仅存在大气中，还在两极寒冷之处形成固体干冰，在大气上方还有二氧化碳组成的云。

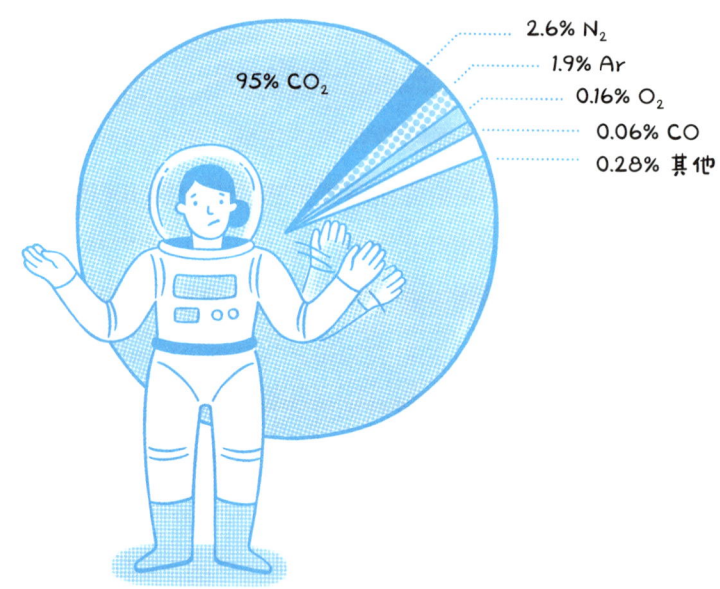

95% CO_2

2.6% N_2
1.9% Ar
0.16% O_2
0.06% CO
0.28% 其他

氧气是人类赖以生存的气体，浓度太低会导致窒息，在0.16％的氧气浓度里人是没法活下来的。

此外，火星大气非常稀薄，大气压强只有地球的 1/100 左右，无法支持生命的生存。所以呢，火星大气的情况是这样的：好消息，火星有大气；坏消息，人在火星的大气里没法呼吸……

火星劣势之二：辐射更强

火星上的辐射很强，地球人平均每年受到的辐射约为 6 毫希沃特，而火星表面的辐射量是地球的 40 倍左右，如果太阳活动频繁，则辐射可能更强。

火星之所以辐射这么强，是因为氧气不多，没有充足的氧原子形成，无法有效遮挡紫外线、保护生命的臭氧层。

地球南北极附近分别有一个磁极，相当于在地心内部安装了一块大磁铁，在地球外边形成了强大的磁场，我们平时能用指南针找到方向，信鸽能找到回家的路都是得益于这个磁场的存在。有了这个磁场保护，宇宙飞来的粒子、射线等都会被有效地偏转，从而无法对地球生命构成威胁。

然而，火星并不具备这样的磁极，因此也无法形成类似的磁场，这意味着大部分宇宙射线和宇宙粒子会直接、无阻挡地撞击火星表面，其破坏力可想而知，生命的存活无疑会面临极大的挑战。因此，从目前的情况来看，火星并不是一个适宜生命生存的地方。

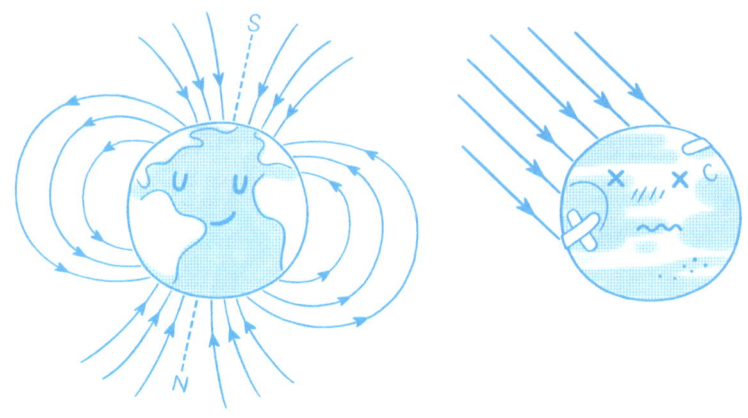

火星劣势之三：取水困难

火星确实有水，而且还不少。光拿科学家在火星的北极附近发现的大冰盖来说，其中水冰总容量达到 1100 亿立方米，如果都化掉的话，能在整个火星表面覆盖 1 米多厚的水层。

但这些水冰绝大部分分布在火星两极寒冷之地，那里比地球的南北极环境更为恶劣。所以等宇航员登陆火星建基地，就会面临新的两难：如果就近取水，就需要居住在贴近寒冷的两极；如果想在赤道相对温暖的地方居住，就需要花费大量资源、能源从两极远程运水，总之这些水用起来没那么简单。

火星劣势之四：土壤贫瘠

地球生命的顽强与繁盛，在很大程度上要归功于微生物的存在。这些微小的生命形成虽然不起眼，却拥有着惊人的生存能力和适应性。

微生物的繁殖力通常很强，但同时微生物也很娇气，过高、过低的温度以及过强的辐射都会导致它们无法存活。在裸露的火星土壤里，来自地球的微生物"菌生地不熟"，根本没法发挥强繁殖力的种族天赋。火星与地球都诞生于 46 亿年前，这么多年过去了，地球生机勃勃，火星却依然一片死寂，即使有微生物偶然登上这颗星球，也根本没有机会开启生命的进程。

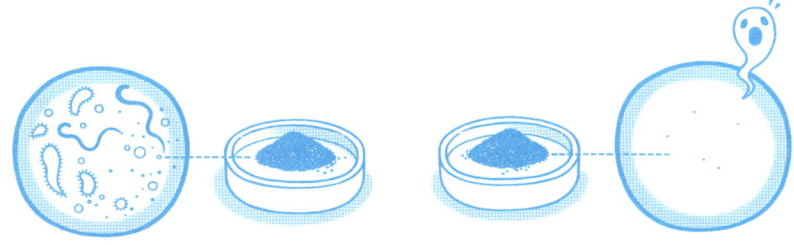

但也无须灰心，因为在地球诞生后的 20 多亿年间，其大气里同样充满了二氧化碳，地表也都是各种裸露的土壤，不同之处在于，那时的地球有稳定的液态水，并形成了原始海洋。正是在这片被厚厚的二氧化碳笼罩的原始海洋中，诞生了地球上最早的生命，直到 24 亿年前发生了"大氧化事件"，地球含氧量才急剧上升，后来又历经反复，直到 19 亿年前，地球的含氧量才达到跟今天类似的 21% 水平。

那么，为让火星变得像地球，航天员在火星上能做什么呢？

《火星救援》里的男主角可谓标杆。他用粪便当化肥，在密闭基地内种土豆，逐渐地建起了自己的一片天。对男主角来说，这或许只是解决口粮问题，但对火星来说，这却是生命繁殖的大事件。等将来人类航天员登陆火星，一定也是先在基地内种植物，让原本荒凉的土壤变成生机勃勃的、充满了微生物的土壤，让基地内的绿色植物通过光合作用产生氧气，保证自给自足，然后基地逐渐扩大，从一小片变成一大片，一直到覆盖整个火星表面，让火星也像地球一样生机勃勃。

　　毫无疑问，这必将是一个漫长而又充满艰辛的过程。

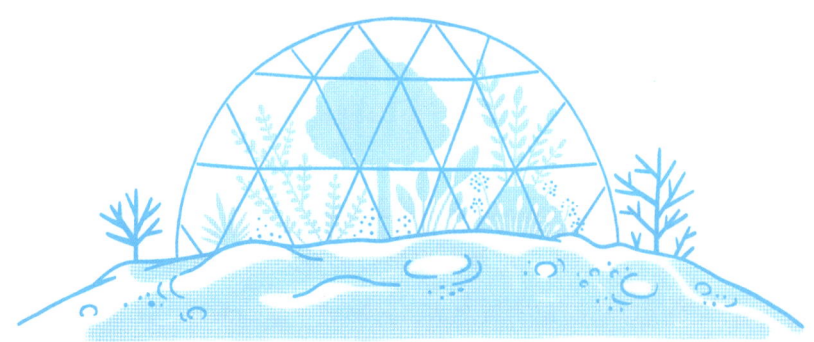

8 航天员**返回地球**时，经历了什么？

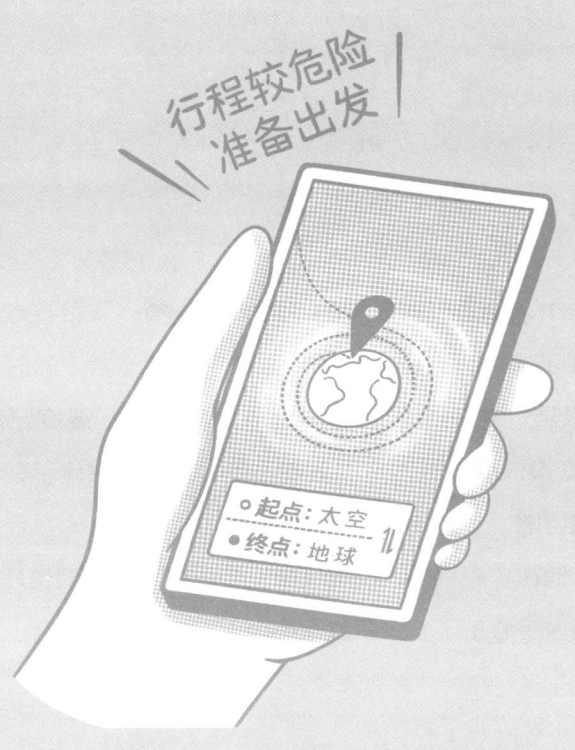

行程较危险
准备出发

○ 起点：太空
● 终点：地球

2003 年 10 月 16 日早上，中国第一位飞天的航天员杨利伟顺利完成任务，在环绕地球 14 圈后开始返回地球。

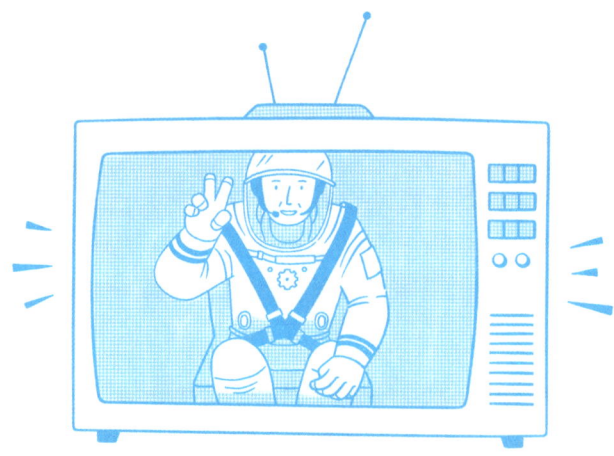

回家途中，他透过窗户看到了可怕的一幕：飞船右边舷窗上的玻璃出现了裂纹，且越来越多。他心中陡然一紧，此时飞船正在进入大气层，窗外由于船体与大气层的摩擦，温度已经达到 1600~1800 摄氏度，跟钢水温度差不多。如果玻璃碎了，他完全没有幸存的可能。

这时，他往左边看去，发现飞船左边舷窗上的玻璃也开始出现裂纹，反而放下心来了。飞船是一个庞大的系统工程，有上千名工程师参与，故障的重复率一定不会很高。一个舷窗有裂纹可能是意外，两个舷窗都有裂纹反而更有可能是设计好的。

杨利伟的判断很准确。回到地球上他才知道，开裂的只是玻璃外的防烧涂层，设计出来就是为了在高温下保护里面玻璃的，在那个时间点有裂纹是正常现象！杨利伟这趟回家之旅可以说是有惊无险，但不是所有航天员都如此幸运，从太空回家之路充满坎坷，有好几道鬼门关在等着航天员。

再入大气层：角度要非常准

大家都在直播或者视频里见过火箭飞天时的场景，屁股上一点火，整个发射台都被烈焰吞没，然后火箭一溜烟就上了天。飞船返回舱落地时，一顶降落伞下边吊个钟罩一样的小小返回舱，飘飘忽忽就落在地上了。

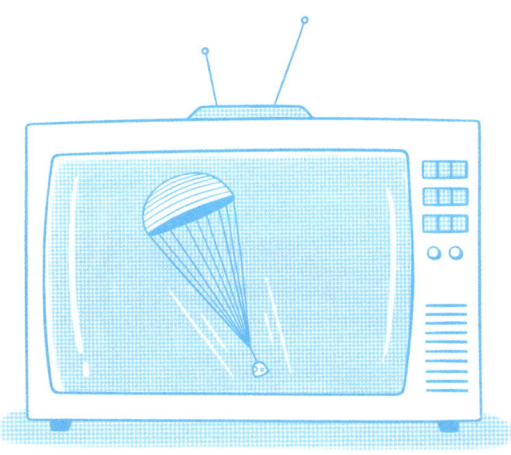

但航天员返回地球并不是直溜溜地下来。过程是比较漫长、曲折的。

无论是空间站，还是载人飞船，返回地球前都在高度 400 千米左右的轨道上绕地球高速运转，24 小时内能绕地球 15 圈多。等航天员乘坐返回舱返回时，也不可能对着地球表面一个猛子扎下去，而是要继续沿着轨道转圈并逐渐减速，慢慢降低轨道高度，一圈一圈迂回到地球上的目的地。

"神舟十二号"飞船在返回时，绕地球 18 圈后才降落到目的地，用时一天多。从"神舟十三号"起，飞船技术得到改进，"神舟十三号"绕 5 圈就能到家，仅耗时 7 小时，相当于从绿皮车提速到高铁。

返回舱启程后，降到离地面 100 千米时就会越过卡门线、重新进入大气层，在这里，高速飞行的舱体与空气摩擦会产生大量热量，若缺乏必要的防护措施，舱体将难以承受这样的高温，还没抵达地面上可能就已被完全烧毁，彻底化作一颗流星。

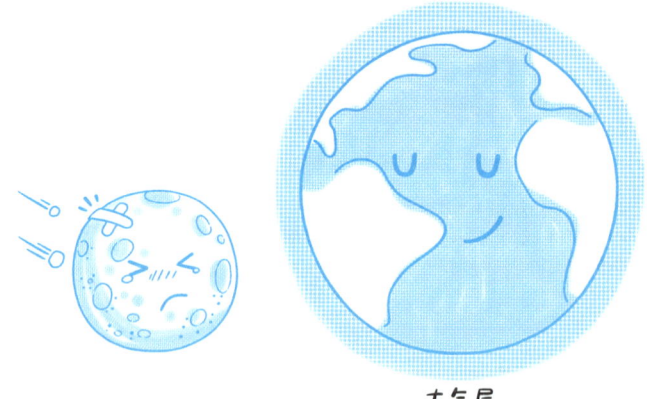

大气层

实际上，过去几十亿年以来，正是浓密的大气层通过摩擦烧毁了无数陨石，保护了地球表面免受频繁撞击。与之形成鲜明对比的是，没有大气层保护的月球表面布满了坑坑洼洼的环形山。但人类进入航天时代后，这一曾经的保护层反而成了航天器返回地球时的巨大挑战。

2003 年，美国"哥伦比亚号"航天飞机在再入大气层时，因高温气体穿透机翼受损部位而遭遇了悲剧，7 名航天员不幸遇难。也正是在那一年，杨利伟完成了中国首次载人航天飞行，在他返回地球时，观察到舷窗外烧出裂纹的耐高温涂层，正是为保护飞船主体而设计的。

但仅依靠耐高温涂层还不够，还需要进一步研究如何降低摩擦带来的影响。如果返回舱以与地面垂直的角度扎入大气层，将面临空气密度急剧升高的风险，从而必然导致烧毁，就算没有被烧毁，飞船也会因无法减速到合适的数值，导致降落伞无法打开。所以返回舱都是与地面成一定角度的方式倾斜着进入大气层，以减缓温度上升的速度。

如果角度过小，返回舱可能会被大气层"弹"回太空。经过工程师的无数次模拟与实验，目前普遍认为返回舱的飞行方向一般与地面水平方向成 −1.5 度左右的夹角为最佳"再入角"。这种近乎平行的方式能确保飞船既不会与大气产生过于剧烈的摩擦，又不会被大气层反弹回太空。

对于从近地轨道返回的飞船而言，这样的设计已足够应对挑战，但当飞船从月球甚至更远的地方返回，由于其飞行速度更快，传统的返回方式可能面临更大的风险。在这种情况下，被大气层"弹飞"，进一步减少大气摩擦产生的热流，反而成了一种保护飞船的新技术手段。这种技术被称为"跳跃式返回"，目前已经成功应用于"嫦娥五号"和"嫦娥六号"返回器的大气层再入过程中，并取得了显著的成效。

黑障区

载人返回舱进入大气层后，整个返回的航程就算过去了一大半，但危险才消失了一点点，更严峻的考验还在后头。返回舱刚进入大气层时降落伞并不会被打开，因为此时大气稀薄、速度也快，即使打开降落伞也无法有效减速，反而烧毁掉降落伞。载人返回舱刚进入大气层那会儿，速度仍在攀升，甚至能达到音速的数十倍。

这种高速运动导致返回舱表面温度急剧升高，可能达到上千摄氏度，在这样的高温环境下，返回舱表面的材料和周围的气体会发生分解和电离，进而形成一个等离子层，这个等离子层内的电子和原子核彻底分离。这种等离子体在宇宙中很常见，太阳就在不断向外发射等离子体，闪电本质上也是一种等离子体现象，所以你可以理解为返回舱外边包裹了一层闪电。

等离子体具有很强的屏蔽作用，当电磁波遇到等离子体时，要么被吸收，要么被反射，基本无法穿越。而返回舱与地面通信靠的是无线电，这层等离子体一旦形成就等于给返回舱套了个屏蔽网，外边的信号进不来、里边的信号出不去，这种现象被称为"黑障"。

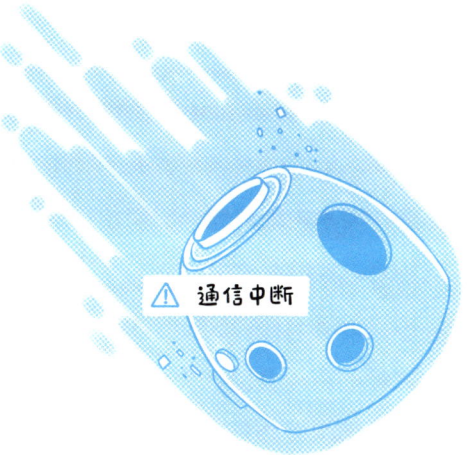

通常，当返回舱位于地球上空80千米高度时会出现黑障，这一段高度范围也就被称为黑障区，飞船经过黑障区的时间就叫黑障时间。随着飞船高度逐渐降低和大气密度的增加，飞船速度会逐渐降低，由摩擦产生的温度也会降低。到35千米左右高度时飞船与大气摩擦无法稳定产生等离子体，返回舱便冲出了黑障区。

飞船高度从80千米降到35千米只需要5~10分钟，但这段时间却是航天员面临的最大考验。因为这段时间内温度达到最高，航天员面临的危险也最大；同时由于所有通信中断，地面无法掌握飞船状态，航天员也无法获得地面指令，一切只能靠自己的判断和应对能力。

从2003年杨利伟乘坐"神舟五号"飞天以来，一直到如今太空出差三人组乘坐"神舟十四号"飞船往返太空，中国已有14位航天员经历过黑障区的考验，好在最终都圆满完成任务。这是中国航天员刻苦训练、提升心理素质与应变能力的成果，也离不开中国航天科技工作者的大力协同合作和勇攀科技高峰的精神。

落地准不准，可不好保证

在内蒙古自治区的中部，有个行政区叫作四子王旗，这个名称源于明朝末年时由四名蒙古王子共同分治此地，因而得名。四子王旗里有片阿木古郎草原，面积超过 2000 平方千米，中国载人航天着陆场之一就设在这里。

相较于四子王旗着陆场，位于内蒙古西部、紧邻巴丹吉林沙漠和戈壁带的东风着陆场更为庞大，其面积高达 2 万平方千米，足足有四子王旗着陆场的 10 倍之大！四子王旗着陆场条件不佳时，东风着陆场便会作为备用场地。

那么问题来了：航天着陆场为什么这么大？坐过民航的人都知道，飞机着陆不过一条跑道，训练有素的飞行员能准确地把飞机停在跑道上，误差甚至能控制在厘米级范围内。怎么到了航天着陆场，就需要成千上万平方千米呢？

那是因为航天器返回舱和飞机在着陆方式上有着本质的不同。飞机靠自主动力飞行，用气动舵面操纵，飞行员完全可以精确瞄准跑道进行降落，甚至在偏离目标时还能进行微调。美国曾经的航天飞机，可以依靠自身空气动力学外形和舵面，在大气层内滑翔并准确在跑道上着陆。

然而，宇宙飞船的返回方式却截然不同，飞船的推进舱在进入大气层前会被抛掉。一旦进入大气层，返回舱只能凭借自身安装的姿态控制发动机，通过滚动调整大气对返回舱作用力的方向和大小，保证返回轨迹具有一定可控性。所以，飞船返回舱的着陆更类似于伞兵的跳伞着陆，只能圈定一个大致着陆范围，无法像飞机那样精确降落。

伞兵跳伞的最常见高度为 800~1000 米，航天器返回舱则是在进入大气层后就开启随风飘荡模式，其间更容易受到各种因素的影响，误差范围自然也比伞兵大得多。由于降落时间长，失之毫厘谬以千里，轨道上的一丁点误差都可能使得返回舱落地点有几千米的差别，由此可见，动辄两千平方千米的着陆场真挺有必要的。

当然，如果返回舱在轨道上出现了意外，那不管 2000 平方千米还是 20 000 平方千米，都是不够用的。1965 年 3 月 18 日，苏联发射"上升二号"飞船，计划在太空中停留 24 小时并完成人类首次太空出舱行走。

这是人类历史上的创举，"上升二号"的航天员阿列克塞·列昂诺夫也确实成功出舱，活动了 9 分钟后开始返回。但没想到的

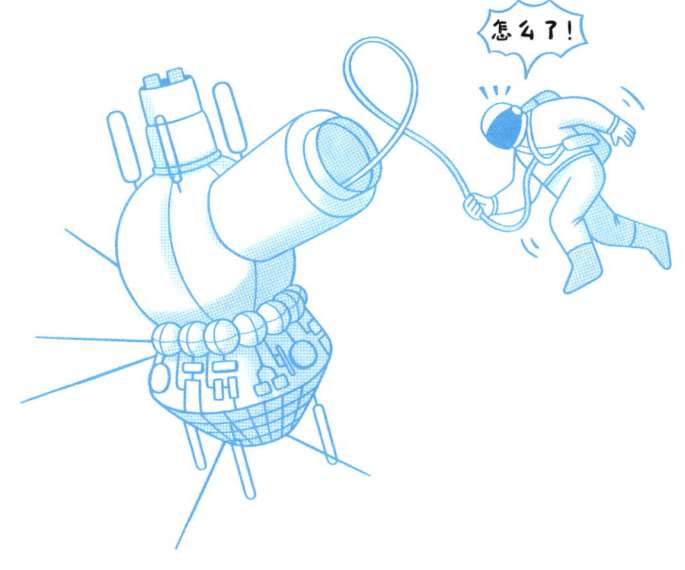

是，列昂诺夫回飞船时航天服出现了膨胀，他一下子变得像一个圆滚滚的球一样。飞船门太小，列昂诺夫想尽办法才挤进去，这时已经过去了 8 分钟。飞船绕地球飞行的平均速度约为每秒钟 7.7 千米，这 8 分钟里"上升二号"已经飞了 3000 多千米，相当于北京到拉萨的距离。

祸不单行，当"上升二号"绕地飞了 17 圈要返回地面时，两位航天员发现自动导航系统失灵了，制动发动机停止了工作。地面指挥中心迅速做出反应，立即发出指令让他们多飞一圈并切换到手动操纵模式，制动发动机重新启动，"上升二号"也得以安全返回。

经过这么多折腾，"上升二号"仍然没能按原计划落到暖和的苏联南部，而是出现了几千千米的偏差，在乌拉尔山区落地，着陆点纬度高达 58 度！要知道，中国最北的城市漠河纬度也仅 53 度，北纬 66.5 度就进入北极圈范围了，"上升二号"的着陆点已经属于高寒地带。

地面的苏联搜索大队还是很给力的，很快就发现了这两位航天员。但是这地方森林过于茂密，直升机盘旋许久后，只能在离他们 5 千米的地方开辟降落场，最后 5 千米死活走不通，两边只好"隔林兴叹"。

于是直升机空投了一些生活用品，让两位英雄坚持一晚。这一晚，返回舱电路系统也坏了，不仅没法加热，反而在开足马力扇电风扇，两人怕在里边被冻成冰棍，就躲到了外边，更要命的是，原本可以用来御寒的降落伞偏偏挂在了树上，于是二人在刺骨的北方夜风中，听着狼群的嚎叫度过了一个难忘的夜晚。

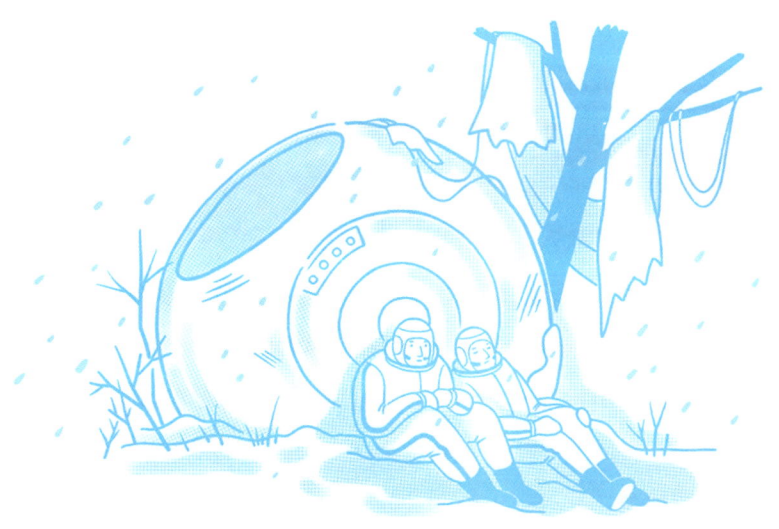

第二天，一支救援队空降到离两位航天员 1.5 千米的地方，然后花了 4 小时才穿过这 1500 米的距离，接近两位英雄。救援队给他们搭了个小木屋，还生火给两人暖身子。

第三天，两位英雄终于靠滑雪闯了出去，登上了他们心心念念的直升机，这时离他们重新踏足地球，已经过去了整整两个昼夜。

从那以后，手枪和生存刀具成了各国航天员救生箱里的标准配置，杨利伟飞天时就带了把轻巧的手枪。考虑到有航天员返回后可能落到海洋里，救生箱内还准备了一系列求生用具：驱鲨鱼剂、指南针、防风火柴、渔具等。2022 年 5 月 7 日，美国国家航空航天局的 4 名航天员在结束了 177 天太空生活后，搭乘商业航天公司 SpaceX 的载人龙飞船返回地球，就是在墨西哥湾降落的。

这种情况下，如果搜救小队迟迟不到，返回地球的航天员就要在海里度过很长一段时间了，安全起见，驱鲨鱼剂、渔具、指南针一个也不能少带。

考虑到人民群众的生命财产安全，返回舱着陆场一定是选在荒无人烟之地。四子王旗着陆场是在大草原上，东风着陆场是在大沙漠、大戈壁里，载人龙飞船的着陆场在大洋里，都尽量把造成地面损失的概率降到最低。

除了航天器返回舱之外，每次发射运载火箭也会产生残骸落区，这一区域的控制难度较大，我们无法保证能绝对避开居民区。我国贵州、云南的一些地方就常常成为火箭残骸的落点，每逢有火箭残骸要降落的消息，当地群众便会扶老携幼、纷纷离家前往安全区域远远地观看这一壮景。小朋友们这时最为兴奋，学校为保证大家的安全，会放假一天或半天，同时也希望大家去见证火箭的降落、增长知识。

当然，对于家庭而言，如果不幸被火箭残骸砸中，也不用太担心。在事前，人和牲畜早已得到妥善疏散，至于财物损失嘛，国家也会提供相当慷慨的赔偿。

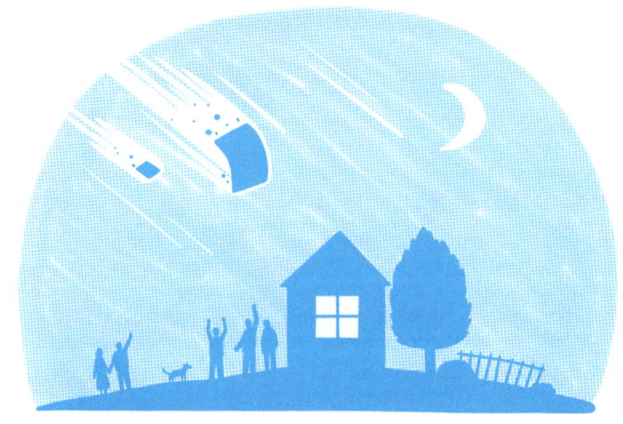

9 太空之旅会对航天员造成什么影响?

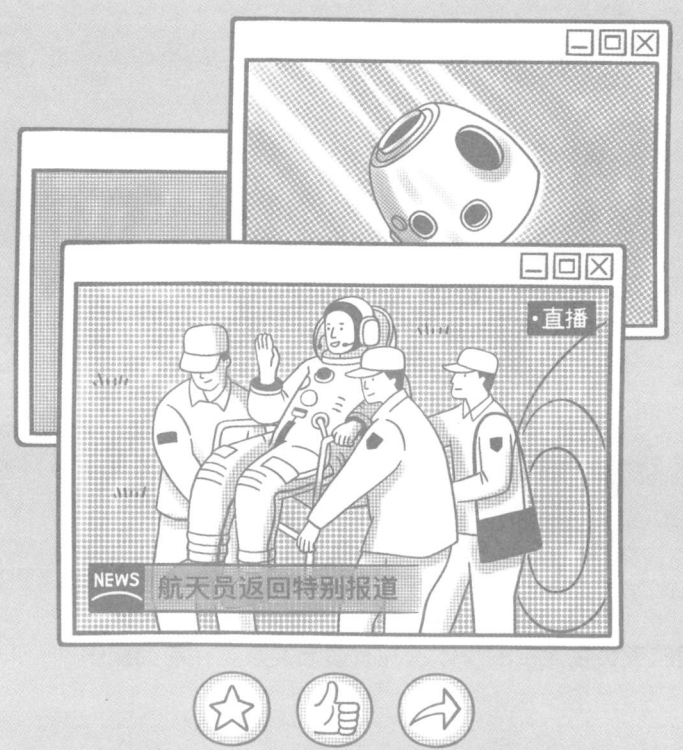

2022 年 4 月 16 日，翟志刚、王亚平、叶光富结束了为期半年的太空出差，搭乘返回舱回到了地球。

3 位航天员受到了英雄的礼遇。但几张流传很广的现场照片，却让不少人心里犯嘀咕：航天员刚回来，怎么要被人抬着出舱呢？后续还得抬着才能走吗？

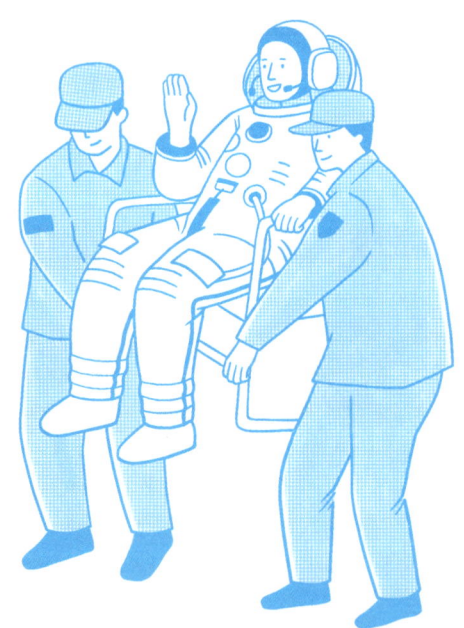

这跟航天员在太空的身体状况有很大关系。在前面提到过，人

处在失重环境中时，身体会本能地偷懒：骨骼会悄悄地把钙质释放到血液中去，钙是支撑其硬度的主要元素，骨骼排出钙自然会变得又松又脆；肌肉因为不用负担人体重量，也会变得萎缩。

此外，人体细胞脱离了重力的约束，也会变得膨胀进而带动组织膨胀，人在太空待久了，身高会有所增长。但这种长高并非好事，它实际上是由骨骼被强行拉长导致的，这会进一步加剧骨质疏松的问题。因此，那些通过去太空度假长个子的想法并不切实际。

2016 年 3 月，美国航天员斯科特·凯利在国际空间站创下连续工作 340 天的纪录后，被接回地球。科学家对他进行了全面体检，报告显示斯科特的身高足足增长了 5 厘米，同时他出现严重的骨质疏松，肌肉也出现了严重萎缩。

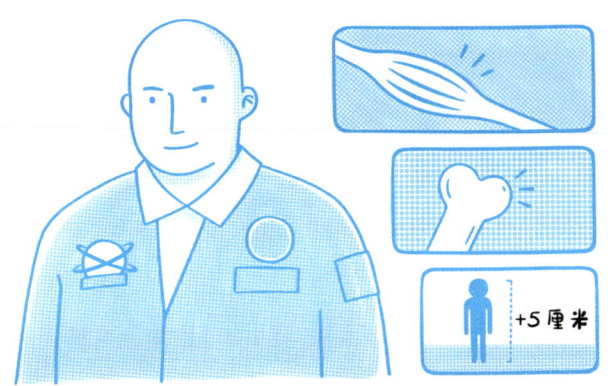

对于航天员来说，他们在太空微重力环境下不需要负担自身体重，这可能会让他们感到轻松。但航天员一回到地球就必须重新适应重力环境，并承担自身重量，对于那些体重较大的航天员来说，

骨骼所承受的压力会更大。

为安全起见，返回舱内的航天员全程都是穿着整套航天服的，整个人体加上航天服质量总计超过 100 千克。这压在早已疏松的骨头上，还不把骨头压垮了？

所以对于长期居留太空再回到地球的航天员来说，站立行走十分危险，千万不能贸然站起来，更不能自主行走。返回舱降落后，他们甚至都不能爬行，只能在舱里保持姿势等待救援队。

救援队把他们抬走之后，也不是直接回家，而是先送去体检、做康复训练，等恢复得差不多了才能回归正常生活。2022 年 6 月 28 日，太空出差三人组返回地球 74 天后，才在北京航天城与媒体记者见面，这期间 3 人是做了不少康复训练的。

除了骨质疏松、肌肉萎缩这两种比较明显的症状，太空出差归来的航天员还可能面临其他的诸多后遗症。

站不久

我们在前面曾提及人体在地球上受到重力的影响，导致血液分布呈现下多上少的特征。但航天员们在太空期间，由于失重，他们的血液会向上聚集，使得全身血液分布相对均衡，这种变化会导致航天员面部红润，食欲下降。

对于短期飞行的航天员而言，克服一下不适也就好了，但对于在太空中停留三个月甚至半年的航天员而言，他们的身体会逐渐自我调节，心血管功能也会慢慢适应失重，包括心脏等的生理指标都会发生相应变化。当航天员重返地球时，重新受到重力作用，他们的心血管功能可能来不及反向调节，就会导致航天员在站立时却感觉像倒立一样，长时间站立甚至可能出现昏厥的情况。

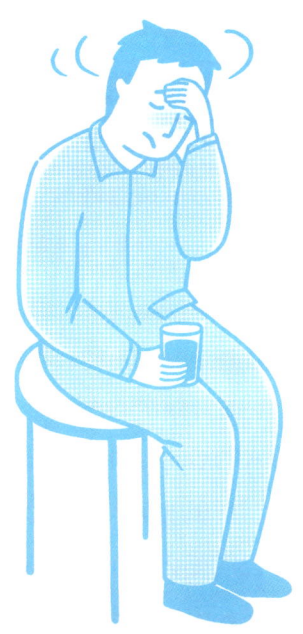

有统计数据表明，从航天飞机上下来的航天员中，大约有 20% 出现头晕症状；而从空间站回来的航天员由于在天上待得更久，大约有 80% 会出现头晕或晕厥现象。要想消除这些症状，就只能靠缓缓调节心血管功能、慢慢适应地球的"新"环境。

除了心血管，大脑也得重新适应地球环境。人的耳道深处有个叫前庭的结构，由球囊、椭圆囊加上三个半规管组成，主要负责感知空间动态。有些人晕车，就是因为前庭系统太敏感，车稍有点晃动就能感受到并做出反应。

适应失重环境是人类进入载人航天时代后所面临的一大挑战，由于人类的前庭系统在短时间内难以适应失重状态，航天员在太空中会出现一些身体紊乱的症状。等返回地球时，人类从失重状态切换到受地球重力作用状态也不过 10~15 分钟，这一过程还伴随着返回舱各种噪声与共振的干扰，时间紧迫，使得航天员的身体难以迅速适应。因此即使航天员知道自己已经返回地球，他们的前庭系统却可能仍然处在失重模式下，导致航天员一站起来就会出现摇摇晃晃的现象。

美国科学家对此做了系统的研究，发现大部分航天员回到地球后没法按直线行走，69% 的人的动作变得十分迟缓，需要休息一段时间才能缓过来。

容易累

爱好健身的人可能知道，有个衡量人的运动耐力的指标叫作最大耗氧量，意思就是人体在做剧烈运动时，单位时间内身体能摄取的最大氧气量。人体是要消耗氧气获得能量的，所以最大耗氧量其实代表了人体的心肺功能，这是衡量人体有氧运动能力的黄金标准。最大耗氧量低，人就容易累，也干不了重活；最大耗氧量高，人的耐力就更强，运动和干活都更加持久。

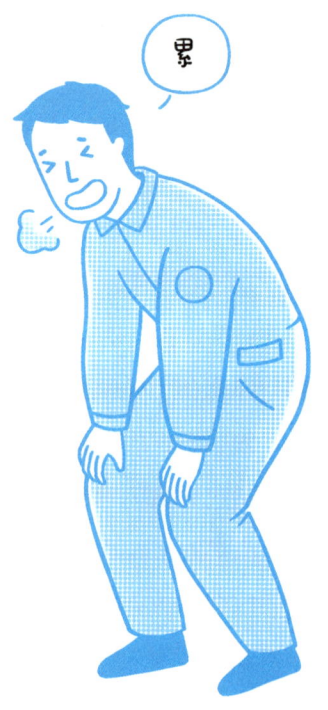

美国有科学家在研究了大量航天员的指标后，发现航天员飞天后 1~3 周内最大耗氧量会下降 15%，之后会有一点回升，但回地球后几天内又会下降 17% 左右，要 1~2 个月才能恢复过来。

看不清、想不明白

国外还有科学家对长期在太空出差的航天员进行了头部扫描，发现他们的眼球发生了变形，变得更加扁平，视神经也出现了肿胀的问题，甚至头颅内的压力也变大了。一般认为，这是航天员处在微重力环境下，身体内的液体积压在上半身导致的。

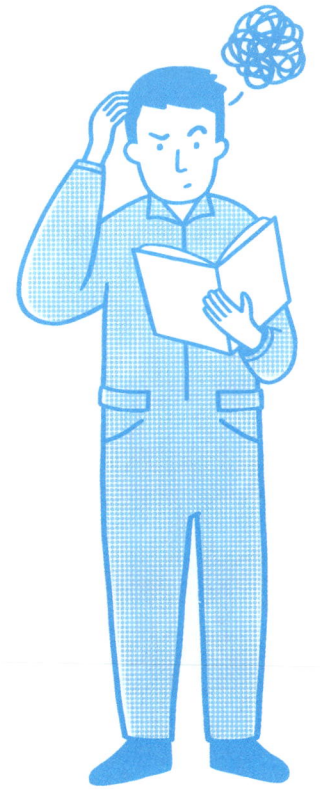

除失重之外，航天员在太空中还要遭受更大剂量的辐射，有科学家推测这会增加航天员患白内障的风险。尽管目前的数据样本尚不足以支持这一结论，但确定的是不少航天员在返回地球后会出现视力轻微下降的情况。

辐射的影响不止于此。国际空间站甚至有航天员报告，他们在空间站里感觉自己的思考速度变慢了，大脑反应也变得迟缓。为验证这一现象是否与辐射有关，科学家进行了一项实验，让老鼠接触低剂量的高能带电粒子，6 周以后发现，老鼠的行动也变得迟缓起来，且更容易出现精神障碍；进一步解剖发现，老鼠大脑中的细胞突触数量减少了，这基本确定了辐射就是造成这些影响的罪魁祸首。

基因突变

提到辐射对眼睛与大脑的影响，人们普遍感到担忧，甚至有人戏谑地联想到太空会不会因为变异而出现怪兽"哥斯拉"。科学家们也很关心这个问题，一直在研究太空辐射对人体基因的实际影响，以确保未来太空旅行的安全性。

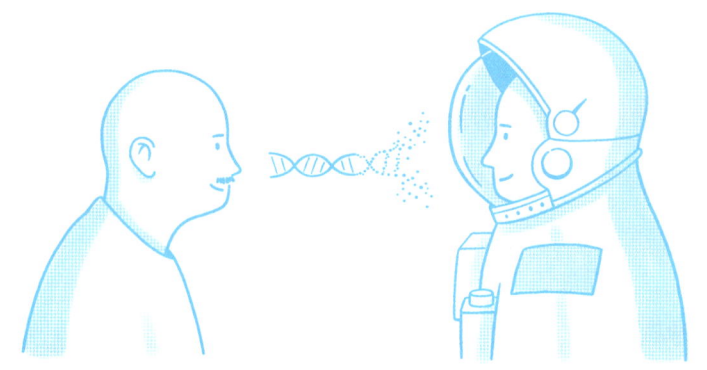

为了深入研究辐射对基因的作用，最理想的样本是基因完全相同的个体。幸运的是科学家们找到了这样一对同卵双胞胎——美国国家航空航天局的航天员斯科特·凯利和他的兄弟。凯利被送到国际空间站，而他的弟弟则留在地球。一年后，凯利归来时，科学家开始对两人做各种比对实验。

结果发现，与留在地球上的兄弟相比，在太空中的凯利染色体易位、倒位的频率都增加了，即使回到地球上之后，这些变化仍持续存在。这表明太空辐射对航天员的染色体造成了持久影响。

所以说，航天员从太空返回到地球后，其平衡力、视力、思维反应甚至遗传等方面可能都会发生变化，其主要原因有两点：辐射与失重。目前飞天的航天员数量仅千名左右，仅占人类总数的千万分之一；但人类的征途是星辰大海，全民航天时代迟早要到来，让普通人也能去太空度假将会是航天技术的发展方向。到了那时候，这些后遗症将可能影响数亿甚至数十亿人。

因此，如何增强防辐射能力、减轻辐射与失重对航天员及航天乘客的影响，将是航天科技的重要课题，也是实现人类飞天梦的关键所在。谁能在这一领域取得突破，谁就将引领航天技术的未来发展。

10　人类航天史上的 **重大事故**！

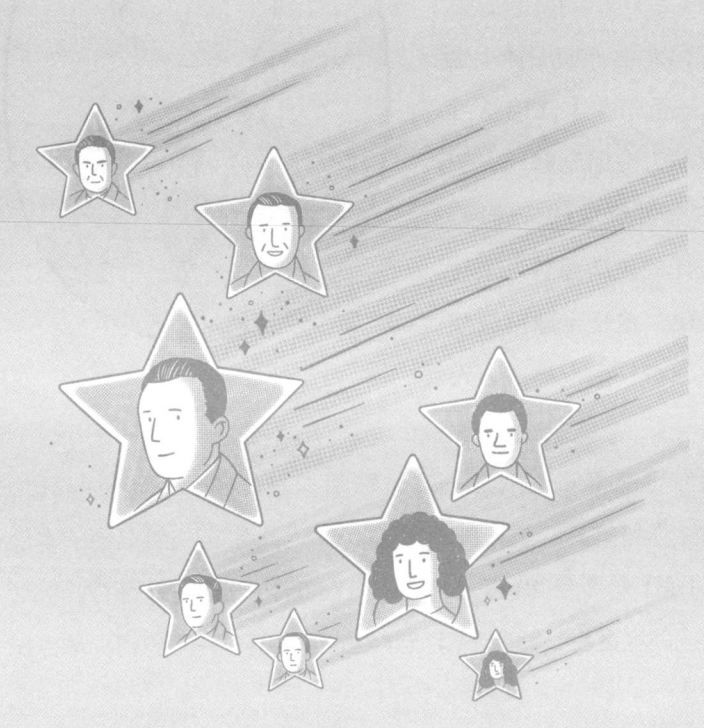

加加林是谁的替补？

在人类历史上，进入太
空的第一人是谁？加加林！

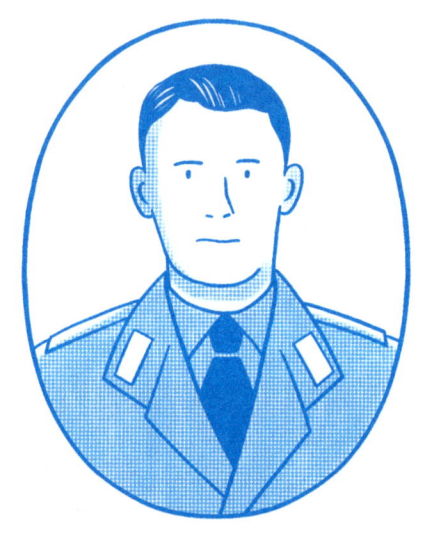

莫斯科时间 1961 年 4
月 12 日上午 9 点 07 分，苏
联航天员尤里·加加林乘坐
"东方一号"宇宙飞船从拜
科努尔航天发射场起飞，历
经 108 分钟绕地球一周后，
在萨拉托夫州斯梅洛夫卡村
地区降落。这是全球首次载
人太空飞行，是人类进入太
空的第一步。

但你可能不知道的是，这一殊荣本来是属于另一位叫瓦伦
丁·邦达连科的苏联航天员的，"东方一号"宇宙飞船里坐的本该
是他。1961 年 3 月 23 日，邦达连科在低压模拟舱进行耐力测试，
在顺利完成测试后，他取下身上穿戴的传感器，并用酒精棉球擦拭

身体，擦完后随手一丢。

这一丢，恰好丢在一块电加热板上，酒精渗入电路引发短路产生火花，继而在模拟舱室的高浓度氧气中迅速发展为熊熊大火。模拟舱室内外存在压力差，工作人员费了好大力气才在半小时后从外部打开舱门，这时邦达连科已经被烧得全身上下没有一块好皮肤。

为了挽救这位航天员的生命，医生不得不在他已经被烧融的鞋底上开个洞给他输液，但 16 小时后他还是离开了人世。从此以后，苏联宇航局规定禁止携带含酒在内的酒精产品上太空，并在"联盟号"飞船上摒弃了低压纯氧环境而改用一个大气压的氮氧混合气体，以防止类似事件再现。

邦达连科去世了，载人航天事业还要继续。加加林本是第三顺位人选，但飞船设计师科罗廖夫观察到，在进入飞船的 10 多位航天员中，只有加加林会脱掉鞋穿上袜子进入座舱，于是极力推荐他，认为这反映了他严谨的工作态度。最终，加加林不负众望，圆满完成了任务。

邦达连科，是人类进入载人航天时代以来，第一位为这一事业献出生命的航天员。很不幸的是，在他之后，又有多位航天员相继牺牲。

出师不利的"阿波罗计划"

20 世纪 60 年代，冷战背景下的美苏两国在各个领域都要争第一。苏联率先发射了人类第一颗人造卫星，并将首位航天员送入太空，这让美国倍感压力，于是奋起直追。1961 年 5 月 5 日，在加加林上天 23 天后，美国"自由七号"发射成功，美国航天员也终于上天了。

为了赶超苏联，美国宣布了雄心勃勃的阿波罗计划，旨在将人类送上月球。为实现这一目标，美国研制了土星系列运载火箭以及阿波罗系列飞船，并计划于 1967 年 2 月 21 日发射"阿波罗一号"进行地球轨道测试。这是阿波罗系列的首秀，美国各方面十分重视，为此进行了多次演练。

然而，在当年 1 月 27 日的一次演练中，发生了震惊世界的悲剧。

那天，3 位杰出的航天员——维吉尔·格里森、爱德华·怀特和罗杰·查菲，按计划进入指令舱进行演练。然而，由于通信故障，发射倒计时被迫暂停。就在工程师们紧急排除故障时，指令舱内突然发生了火灾。地面指挥中心的工作人员听到呼叫后，立即携带灭火器冲向指令舱，但却花费了近 5 分钟才打开舱门。在这漫长的 5 分钟里，他们只能眼睁睁地看着指令舱内的熊熊大火和航天员们的挣扎，却无能为力。

最终，3 名航天员全部遇难，这场悲剧对美国的载人航天事业造成了沉重的打击。不仅因为这次事故导致了阿波罗计划的暂时停滞和重新评估，更因为这 3 名航天员是美国航天界的精英，指令长维吉尔·格里森是美国最早的七位航天员之一，爱德华·怀特是首位进行太空行走的美国宇航员，罗杰·查菲此前从未上过太空，却也是后起之秀。他们的离世令整个国家感到痛惜。

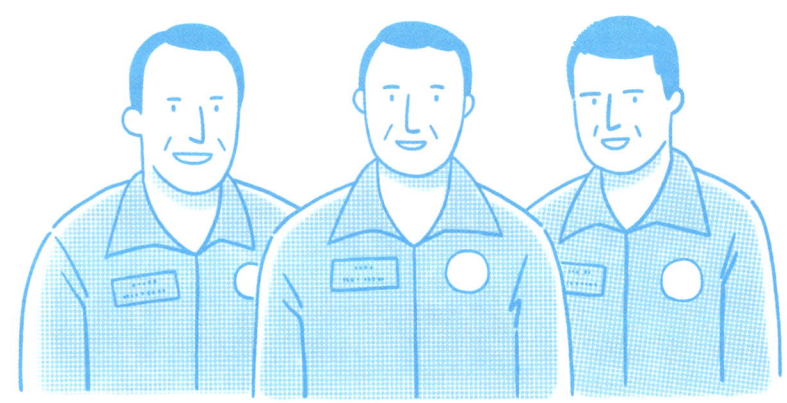

后来经过检查，美国官方确认这次事故源于飞船内部导线短路或者电流过载，引发了电火花；电火花在飞船内部高浓度的纯氧中迅速演变为熊熊大火，而飞船内部许多装修是用易燃材料做的，更是加剧了火势蔓延。

讽刺的是，原本为保护宇航员而设计的坚固舱门，在火灾发生时却阻碍了他们的逃生之路。

在后续登月系列飞船中，设计团队对多个关键环节进行了彻底改进：在发射阶段的飞船内部气体环境从纯氧改为氧气与氮气的混合气体，舱内的材料全部替换为不可燃物，以消除火源；舱门也被重新设计，确保在紧急情况下，航天员能够在几秒之内从内部迅速打开为逃生争取宝贵时间。在 3 位牺牲的航天员的遗孀的请求下，"阿波罗"系列的名称得以保留。经过改进后的"阿波罗"系列飞船又历经测试，终于在 1969 年成功登上了月球，这时其编号已经跃升至 11 号。

为了纪念这 3 位英勇的先驱者，他们的名字则被永久镌刻在"阿波罗一号"纪念币上，月球上也有相距不远的三座环形山以他们的名字命名。

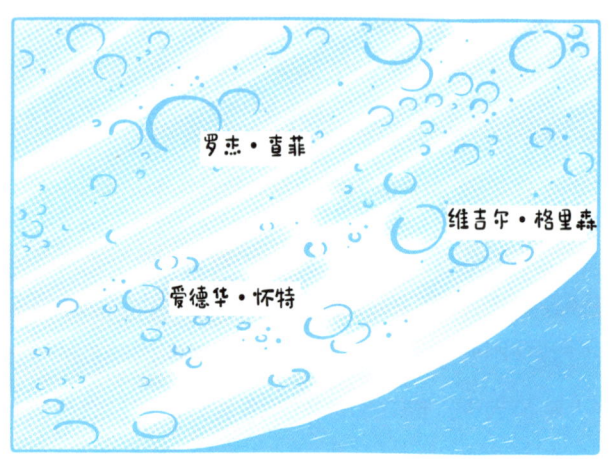

在月球"倒下的航天员"

同样在 1967 年，苏联又有一位航天员陨落天际，他的名字叫弗拉迪米尔·科马洛夫。1964 年，苏联宇宙飞船上升一号带着 3 位宇航员飞天，实现了从单人航天到多人航天的跨越，太空飞行时间也从 108 分钟延长到了 24 小时 17 分钟，科马洛夫就是这三位航天员之一，

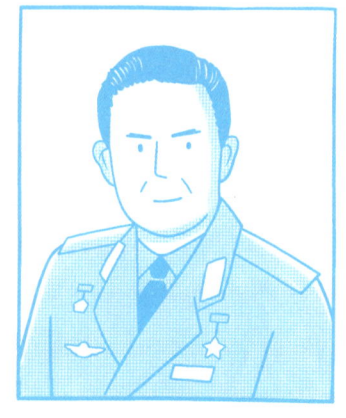

他出色的表现也得到了苏联航天系统内部的一致赞赏。

1967 年是十月革命 40 周年。为给这一重大日子献礼，苏联计划发射"联盟一号"与"联盟二号"两艘宇宙飞船，并让航天员在太空互换飞船后返回。当年 4 月 23 日，科马洛夫乘坐"联盟一号"宇宙飞船，从拜科努尔航天发射场发射升空，但升空后的"联盟一号"出现故障，太阳能电池板无法打开，造成电力供应不足；随后飞船导航系统也出现故障，等飞船绕地球第 13 圈时，自动平衡系统彻底瘫痪。面对这种情况，"联盟二号"的航天员制定了应急方案，想迅速升空对联盟一号进行抢修，谁知发射场风雨大作，发射被紧急叫停。

"联盟二号"的航天员只好在地面上焦急等待，企盼天上的战友平安归来。危急之中，地面指挥中心决定，让科马洛夫手动操纵飞船返回。

科马洛夫依靠他专业的技术，奇迹般回到了地球大气层。但在大气层内，用于飞船减速的主降落伞和备用降落伞缠在一起无法打开，最终飞船因无法减速而被烧毁，科马洛夫随之牺牲，最终搜救人员只找到他烧焦的遗骸。

科马洛夫是世界第一位在航天飞行中牺牲的航天员。苏联政府为这位英雄举行了隆重的国葬，把他的骨灰安葬在克里姆林宫墙下；他也赢得了身为对手的美国人的尊重，美国航天员登陆月球时，把一个纪念他的斜挎包放在了月球表面。

一年之后，科马洛夫的好朋友，也是进入太空第一人加加林也因为事故离世。从太空归来的加加林荣誉满身，演讲、报告接连不断，他也成为苏联的一张耀眼的名片，但为了他的安全，加加林从此再也没有被允许上过太空。百无聊赖的加加林开始重操旧业，他本是歼击机飞行员，干脆重新回去开飞机，并经常跑到自己工作的航天场，和后辈宇航员们一起做飞行训练，分享他的太空经验。

1968 年 3 月 27 日，加加林与战友弗拉基米尔·谢列金驾驶教练歼击机冲上云霄，在返航时却失事坠毁，他的生命永远定格在了 34 岁。后来的事故分析显示，飞机坠毁时几乎是以垂直的角度撞向地面，事故调查显示，飞机座舱通风开关的打开导致飞行员持续处于缺氧状态，谢列金和加加林在执行故障排除程序时因大过载陷入昏迷，最终导致飞机坠毁。这样的结局，无疑是残酷的。

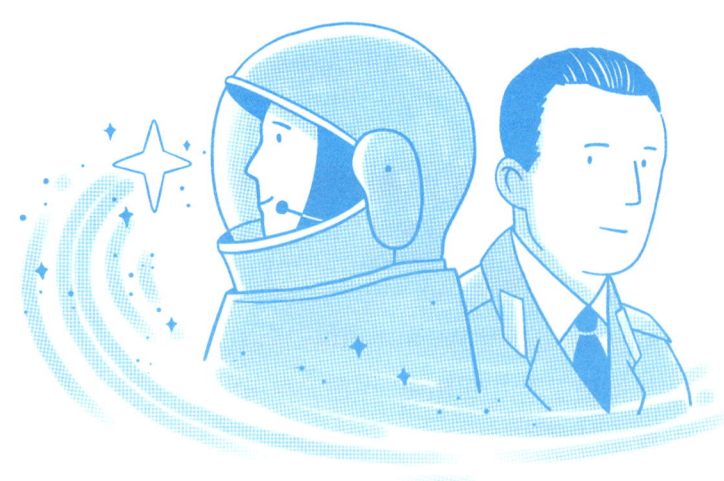

1971 年 6 月 6 日，同样是在拜科努尔发射场，苏联太空飞船"联盟 11 号"搭载 3 名航天员顺利升空，与两月前发射的人类第

一个空间站"礼炮一号"成功对接，并开始了人类第一次在太空的长期生活。3 位航天员在"礼炮一号"上共生活了 23 天，完成了百余项科学实验，还给地面做了展示，可以说创造了历史。

然而在 3 位航天员搭乘"联盟 11 号"离开空间站时，飞船上"舱门打开"的指示灯一直亮着。地面工作人员判断是传感器故障，让航天员用纸片隔离传感器，然后指示灯就灭掉了，飞船顺利脱离空间站开始返航。当返回舱回到地面时，来接应的地面工作人员打开舱门，只看到三具冰冷的尸体。

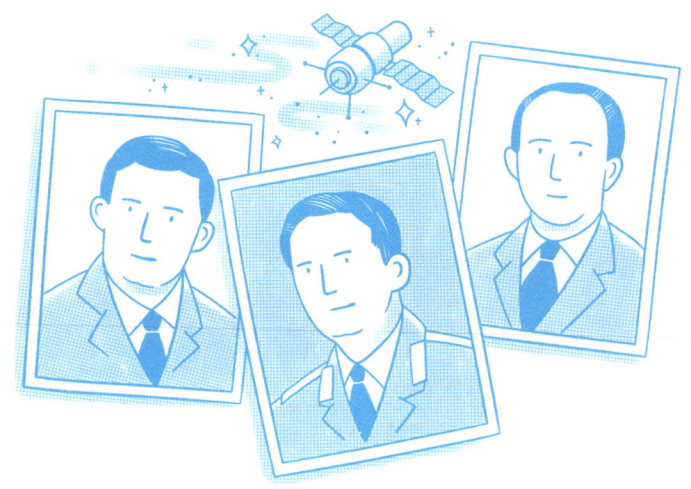

通过检查飞船上的数据记录仪发现，在离地 150 千米高度的"联盟 11 号"执行三舱分离时，12 个螺栓爆炸震开了返回舱上的一个压力阀门。在内外压力差的作用下，返回舱的空气在半分钟内就跑得无影无踪，3 名航天员被暴露在致命的真空里，并在 40 秒左右后就离去了。

这 3 位宇航员用生命给后人带来了教训。这一事故后，太空飞船返回舱的压力阀门被进一步加固，航天员在返回时也必须穿上航天服以防万一。

一个月后，两名航天员搭载美国"阿波罗 15 号"飞船登上月球，除了完成既定的科学任务之外，他们还留下了一座 8.5 厘米高的铝制小雕塑和一块纪念牌，作为人类在月球上的独特印记。这座雕塑呈现了一位"倒下的航天员"的形象，纪念牌上刻着 14 位在航天飞行或者训练中牺牲的航天员名字，他们以自己的生命为人类的航天事业献上了最崇高的祭礼。

这座雕塑是月球上的唯一一件人类艺术品，静静地守候在这颗天然卫星上，仿佛在默默地为人类的航天事业祈福。然而，令人痛心的是，这个名单并未止步于此，而是在不断增加。

永远的"挑战者"号

1986 年 1 月 28 日上午，美国佛罗里达州的肯尼迪航天中心迎来了一次重要的发射任务，"挑战者号"航天飞机原定于当月 22 日发射，但由于天气、协调以及场地配备等原因，其发射时间已经被推迟了 5 次，这也使其最终行程引起了公众更高的关注度。

特别是得知"挑战者号"上的 7 位航天员中，有一位女教师克丽斯塔·麦考利夫。她是从全国 11 000 名中小学教师中脱颖而出的佼佼者，即将成为进入太空的首位教师。她精心准备了课件，计划在空间站上向全美国中学生讲授牛顿定律、液体的沸腾、零重力液体、色谱分析等 6 堂精彩的科学课。在发射当天她的家人、任教学校的师生以及无数关注着这次飞行的人们聚集在肯尼迪航天中心，全美国有近一半的中学生则通过电视直播见证了这一历史性时刻。

就这样，"挑战者号"在欢呼声中点火升空，但 73 秒之后天

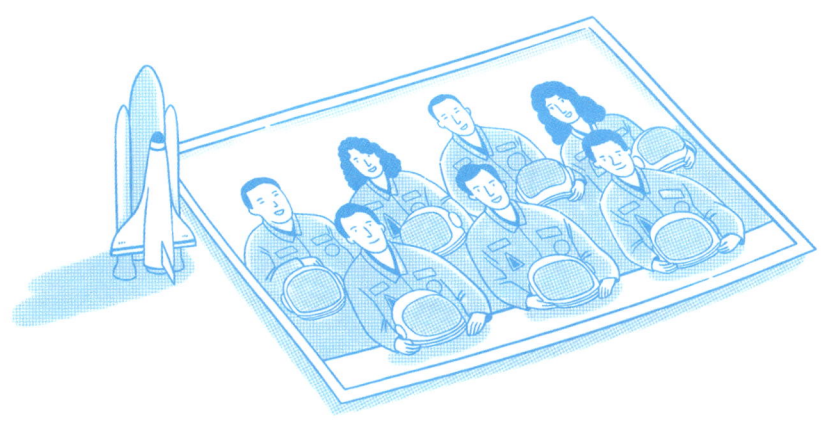

空忽然出现一团橘红色火球，带着浓烟的火焰四处飞散，现场的气氛瞬间凝固，人们惊恐地注视着这一幕。又过了40秒，现场解说员沉痛地宣布："经与飞行主任确认，'挑战者号'爆炸了。"后续的调查和尸检显示，事故是由右侧推进火箭上的一个O形环失效引发的连锁反应导致的，在发射前曾有工程师警告过低温环境下O形环有失效的可能性，但这一警告并未引起足够重视。

更令人痛心的是，调查显示，航天飞机本身并没有爆炸，7名航天员所在的乘员舱结构得以保留，并最终掉落在海里；至少3名宇航员在爆炸时尚存生机，而是死于坠落到海面时产生的巨大撞击力。但这一切都无法挽回了。

在这次任务中，航天员埃里森·奥尼祖卡带了一个他女儿用过的足球，这个足球在事故中完好无损，被找到后归还给了他的女儿，后被安放在科利尔湖高中作为永恒的纪念。2017年，这所高中的一位毕业生、女宇航员谢恩·金姆布罗把这个足球带入了国际空间站。历经31年的岁月沉淀，这个足球终于飘浮在了太空，见证着人类探索宇宙的坚韧与不屈。

挑战者号悲剧发生后，美国航天飞机飞行计划冻结了32个月之久，并进行了全方位改进才得以继续启动。又过了17年，2003年1月16日，美国"哥伦比亚号"航天飞机再度飞天，在地球上空执行了为期17天的科研任务。这次飞行与科研均取得了显著成果，6个国家的学生设计的实验项目都顺利完成，包括中国学生设计的"蚕在太空中吐丝结茧"实验。

然而，命运再次捉弄了人类，在"哥伦比亚号"返回地球的过程中，机上的传感器显示，其左翼温度异常迅速上升，短短 2 分钟内带动整个机身的温度上升了 15 摄氏度。又过了 5 分钟，休斯顿地面指挥中心发现已经无法再接收到左翼温度数据了，航天飞机也开始出现向左滚动的危险姿态。

地面指挥中心焦急地呼叫："哥伦比亚，这里是休斯敦。我们看到你们的轮胎压力信息，但没有收到你们最后的信息。"但最终只收到了"哥伦比亚号"机长里克·赫斯本德的简短回应："收到，但……"

这成了"哥伦比亚号"留在世间的最后声音。10 分钟后，地面有人目击到"哥伦比亚号"在空中解体，碎裂成无数小块，拖着一条长长的白烟，划过天空。

这次事故导致 7 名宇航员罹难，据推测他们是在航天飞机爆炸瞬间被汽化，甚至连遗骸都没能留下。2004 年，经过深入调查，

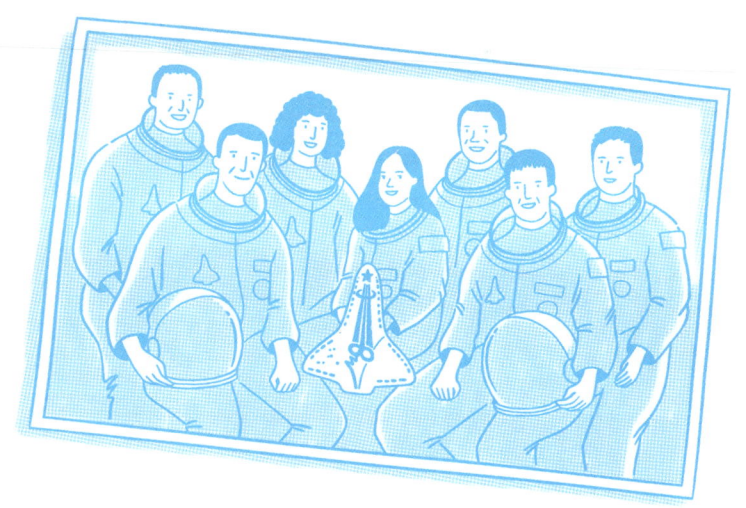

美国宇航局确认了事故的原因，原来，"哥伦比亚号"起飞时，外部燃料箱表面脱落了一块泡沫材料，击中并损坏了航天飞机的左翼隔热板，当航天飞机返回地球时，在机身与空气摩擦产生的高达1400℃高温中，航天飞机的左翼内部结构被烧融，最终导致了飞机解体。

　　"哥伦比亚号"是美国的第一架正式服役的航天飞机，其命名来源于科幻大师凡尔纳的小说《从地球到月球》中，把人发射出去的大炮"哥伦比亚炮"。这架航天飞机的失事引发了美国国内对航天飞机安全性的进一步质疑和反思，在"哥伦比亚号"事故之后，美国的航天飞机计划遭受了重创。尽管如此，人类对于探索太空的热情并未减退。然而，面对航天飞机的安全问题，人们开始重新审视和探索更为安全可靠的太空探索方式。最终，在2011年，美国的"奋进号"航天飞机执行了最后一次工作任务，宣告了航天飞机时代的结束。但这并不代表航天飞机将来不会重返太空舞台，相反，它激励着科学家进一步研究和发展新技术，提高太空探索的安全性与可靠性。随着科技的不断进步和人类对太空探索的深入理解，相信在不久的将来，我们将能够见证更加安全和高效的太空探索方式的诞生。

图书在版编目（CIP）数据

太空生存那些事儿 / 张周项著. -- 长沙 ：湖南科
学技术出版社，2025. 9. -- ISBN 978-7-5710-3233-3

Ⅰ．R85-49

中国国家版本馆 CIP 数据核字第 2024CT9544 号

TAIKONG SHENGCUN NAXIE SHI ER

太空生存那些事儿

著　　者：张周项
绘　　者：梁　晨
出 版 人：潘晓山
责任编辑：邹　莉
出版发行：湖南科学技术出版社
社　　址：长沙市芙蓉中路一段 416 号泊富国际金融中心
网　　址：http://www.hnstp.com
湖南科学技术出版社天猫旗舰店网址：
　　　　　http://hnkjcbs.tmall.com
邮购联系：0731-84375808
印　　刷：湖南省众鑫印务有限公司
　　　　（印装质量问题请直接与本厂联系）
厂　　址：湖南省长沙市长沙县㮾梨街道梨江大道 20 号
邮　　编：410100
版　　次：2025 年 9 月第 1 版
印　　次：2025 年 9 月第 1 次印刷
开　　本：880 mm×1230 mm　1/32
印　　张：4.375
字　　数：88 千字
书　　号：ISBN 978-7-5710-3233-3
定　　价：39.00 元